開運系列 2

開運養生好元氣

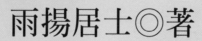

雨揚居士◎著

CONTENTS

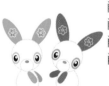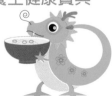

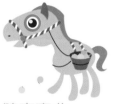

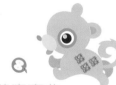

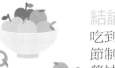

【推薦序】從養花談起

■傅延齡

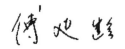

我有二位喜歡養花的朋友，一位喜歡養花且善於養花，他的客廳中，臥室裏，陽台上，屋簷下，處處是花，其葉繁茂，其花芬芳，鬱鬱蔥蔥，生機盎然。另一位朋友則不然，他喜歡養花，但不善於養花，往往是花在進他家門的時候還枝繁葉茂，油然勃然，不數日後便葉萎花謝，枝幹枯槁。一次他們二人同時從一花店買下相同批次的同一種花，回家以後，善於養花的那位把花養得很好，花兒年年開，一年勝一年；而不幸落入另一位手中的花，沒過二個月，便「枝頭抱香死」了，甚是可憐！每次記起這些事情，我都有許多感想。因為我是一名醫生，而且是一名對養生學很關心的醫生，對有關生命的問題很敏感。花是生命。生命需要關愛，需要保養。花的一生，因為養花方法的不同，會有很大的差別。那為人呢？人的生命同樣需要關愛，需要保養。人的壽命若按百歲計，也就是三、四萬個日子。三、四萬個日子多嗎？年輕人說，我們從來沒有想過來日多少的問題；明日復明日，明日何其多。而上了年齡的人則說，過了一天少一天啦，來日無多！三、四萬個日子，多乎哉？不多也！一般來說，人們在來到這個世界的時候，口袋裏也都揣著三、四萬個日子，但是出生以後，人們在這個世界停留的時間，其短長卻有很大差別。之所以出現差別，一般來說與人們對待生命的態度，與人們對待生命的行為是有莫大關係的。一個人如果珍惜生命，善於養生，他的生命便可能旺盛些，久長些；一個人如果不給生命以關愛，不善於養生，他的三、四萬個日子便可能被打折扣，甚至要打很大的折扣。每一個人都應該認識到養生的重要性，應該學會養生。

人們對待生命的態度，人們的養生行為，極大地影響著生命的數量和質量。不過，養生行為對人的生命到底有多少影響，有多大影響，不細心地去看是看不到的。因為人生百年，三、四萬個日子，它受某些因素的影響，增多了些，減少了些，一般是難以看到的。怎麼樣才能夠看到呢？可以用縮微的方法去看。蘇東坡懂得用縮微的方法看待人生，他說人的一生，就如蜉蝣一般。「寄蜉蝣於天地，渺滄海之一粟。」蜉蝣是一種昆蟲，其成蟲的生存期極短，朝生夕死。用縮微的方法看人生，有許多的問題就能夠看得明白了。科學家在研究抗衰老問題的時候，也用縮微的方法，他們用果蠅做為實驗材料。果蠅的壽命也很短，只有二週左右。二週左右的生存期，什麼樣的因素對其壽命會產生影響，影響有多大，就不難看清了。鑒於這種縮微的方法，所以我常常勸珍愛生命的人，學習養生的人，最好在家裏養幾盆花，因為養花不僅可以美化居室，潔淨空氣，增添樂趣，陶冶性情，養花還能夠培養一個人對生命的愛心，促使一個人去學習關愛生命、養護生命的知識與方法，幫助一個人理解養生的種種道理。

每一個養花人都已經知道，或者他將會發現，像花草這樣的生物體，土壤、水分、肥料、溫度、光線等因素，對其生命都有著至關重要的影響；這些因素的任何一點變化，水分少了，肥料過了，馬上便會在其花，或在其葉，在其枝上出現反應。花草是縮微的人生，人生是放大的花草。養生行為對生命的影響到底有多大，於此見焉。一個人應該怎樣看待生命，應該怎樣保養生命，亦於此見焉。

台北雨揚居士撰就養生學專著，即將付梓，問序於我。我欣然寫下上述文字，代為序言。

傅延齡 （本文作者為北京中醫藥大學教授兼博士班導師‧國際交流合作處處長）

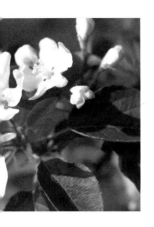

【推薦序】命理養生大智慧

■鄭全雄

同窗好友雨揚居士堪稱為台灣學術界第一位中醫養生學醫學博士。其學識淵博，精通中醫、命理、陽宅、生肖、易理等領域，著述甚多，名聞中外，尤於養生與命理關係的研究，已為業中翹楚。此次又一新書《開運養生好元氣》發表之際，囑吾為其作序，實感榮幸之至！

命理我是外行，但相信冥冥中有此生命軌跡存在。養生則是傳統中國醫學之精髓，積累了數千年古人智慧的結晶。然將命理與養生結合研究，並如本書般深入淺出地讓大家都看得懂的書，實為少見。此書不僅內容豐富、生動有趣，且依十二生肖分述其養生健康寶典，此點創見為中國醫學最迷人的部分——「全息醫學」中的生物時間醫學——增加了不少精采內容。

書中提到諸多養生開運的小撇步，其中如愛心養生、喝水養生、按摩養生等，作者能將深奧的中醫養生寶藏，用最簡樸有趣的文筆活生生地展現在一般大眾面前，此種功力本人深為折服。

書中倡導「節制飲食以養生」，並提出其科學性。行醫多年的我深表贊同。因為「病從口入」，大部分的病都是吃出來的。有甚多科學實驗證實，節制飲食能延長壽命50%～60%；節制飲食、減少熱量能預防心臟病、糖尿病、腎臟病，並大大延緩或消除各種癌症、老年病及慢性病的發生，並且能使人延年高壽卻仍保持頭腦清晰、反應敏捷、身體強健。

書中並提倡中醫陰陽水養生法。據美國約翰博士研究發現，煮沸後與冷水混合冷卻至20～25℃的涼開水，具有特異的生物活性，它比較容易滲透過細胞膜被吸收利用，並可促進新陳代謝，增加血液中血紅蛋白含量，增強人體最重要的免疫功能。凡是習慣喝此陰陽水的人，體內脫氫酶活性較高，肌肉組織中的乳酸積累減少，使人不易感到疲勞。

懶人減肥養生法更是深深吸引了我的注意，因為肥胖正是現今文明人，尤其是眾多美女們心中最大的痛。這個福音，相信可造福更多活在肥胖身心煎熬的廣大人群。

總之，這是一本人人都需要且非常有趣的養生書。

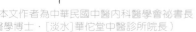

（本文作者為中華民國中醫內科醫學會祕書長、醫學博士，[淡水]華佗堂中醫診所院長）

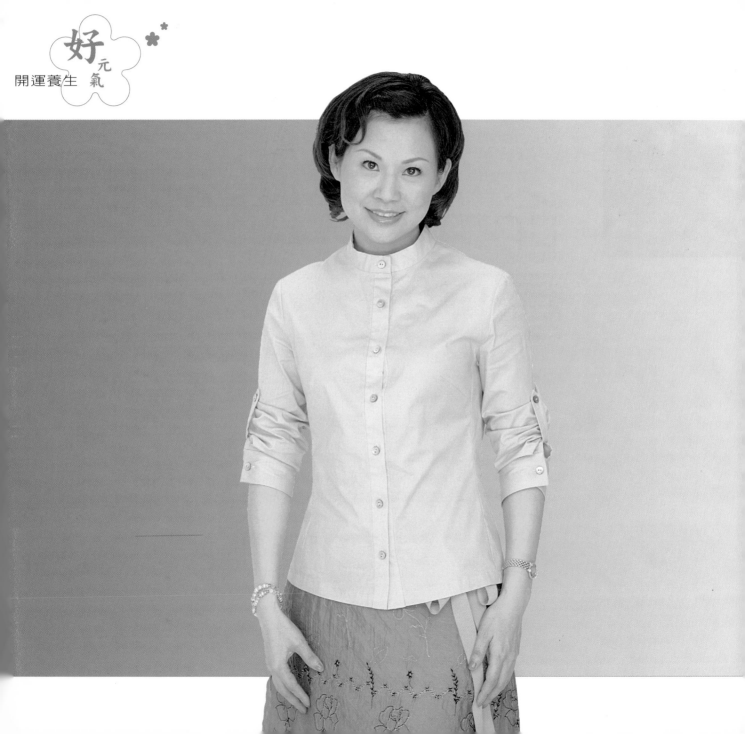

命理養生的重要性

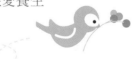

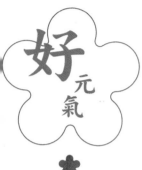

何謂命理養生？

在我十多年的命理諮詢工作生涯中，發現一種可追尋的生命軌跡，其中以人的生命健康最能從命盤中透出端倪。也就是說，一個人會生什麼病、有著什麼樣的體質和面對生活的態度，從出生年月日中可以得到答案。

舉例來說，冬天晚上出生的人特別怕冷，平常血液循環不良、手腳冰冷，女性尤其表現在氣色不佳、面無血色，更有甚者，月經不調、白帶多，最重要的是子宮虛冷、不易受孕或容易生肌瘤、內膜異位等怪病；男性則會出現倦怠、疲憊不堪、欠缺精神與活力、思想消極悲觀、腎虛、精蟲稀少、遺精、早洩等毛病。

至於出生在夏天中午的人，體質比較燥熱，經常口苦、口臭，脾氣較急，欠缺耐性，懶得動，或者動不動就氣喘如牛。此外，出生於不同時辰，也有體質上的差異。

●●●●出生時辰與臟腑關係

寅時（清晨三～五點）出生的人肺氣旺，肝氣虛，因為正當十二經流注的時辰表現氣血較旺的情況，而過了這個時辰，就是氣血虛的時候了。

由此可知：

> 卯時（清晨五～七點）出生的人，大腸氣旺，胃氣虛。
> 辰時（早上七～九點）出生的人，胃氣旺，脾氣虛。
> 巳時（早上九～十一點）出生的人，脾氣旺，心氣虛。
> 午時（中午十一～一點）出生的人，心氣旺，小腸氣虛。
> 未時（下午一～三點）出生的人，小腸氣旺，膀胱氣虛。
> 申時（下午三～五點）出生的人，膀胱氣旺，腎氣虛。
> 酉時（下午五～七點）出生的人，腎氣旺，心色氣虛。
> 戌時（晚上七～九點）出生的人，心色氣旺，三焦氣虛。
> 亥時（晚上九～十一點）出生的人，三焦氣旺，膽氣虛。
> 子時（半夜十一～一點）出生的人，膽氣旺，肝氣虛。
> 丑時（凌晨一～三點）出生的人，肝氣旺，肺氣虛。

　　根據我的臨床經驗，從出生時辰看體質，有一定的參考價值。當然，我們在判斷疾病時，不能以此標準做為完整的判斷依據，這樣容易失去理性和客觀，而流於迷信；但若把它當做參考的指南，倒有一些值得深思的趣味性和可靠性，因為有很多人覺得身體不舒服，到醫院去，卻查不出病因；而有些人看似很健康，一檢查起來卻發現有嚴重的宿疾。

　　西醫檢查的基礎是唯物觀，眼見為憑，這是科學性，奈何人類是宇宙中最難解的、最複雜的有機體，並不是微觀的角度便能洞悉全部，有時確實也需要哲學性的、宏觀的唯心論來詮釋。

●●●●八字決定肥胖

　　我們常聽說肥胖的人要運動才能瘦下來，但事實是，運動並不一定能瘦身。我就有許多案例，不動還維持標準體重，運動之後，反而愈來愈胖。有一位女性上班族和一群朋友因為健康因素去學游泳，結果賺到健康，失去身材，很難想像吧！因為游完泳，食慾特別好，吸收也特別好，結果愈來愈壯，愈來愈胖，也由於精神活力特別好，睡眠時間減少了，吃東西的時間和次數都增加了，因為她老是覺得飢腸轆轆，總想找東西來填肚子。後來我研究此人的八字，發現她命中忌水，慢跑才能讓她同時擁有健康和好身材。所以，如果你覺得為什麼每天運動都瘦不下來，千萬不要灰心，可能是方法錯誤了，唯有找對方法，才能事半功倍，增添信心。

●●●●你真的健康嗎？

　　現代人壓力過大，飲食失衡，作息失常，情緒無常，加上空氣污染、工業廢氣、化學農藥污染……高度文明帶來的高度破壞，人的身、心、靈都需要休養生息的空間與時間；身體健康的人，心理不一定健康，不能輕忽心靈上的疾病，像是過度悲觀、憂慮、憂鬱、躁鬱、過勞……等等。

　　此外，社會上的地位、朋友間的依存以及人際關係的互動、家庭的和諧、自身的信心都是極需建立的，也屬於健康的範疇，當你具備了以上種種條件，才可以大聲說「我是最健康的」。

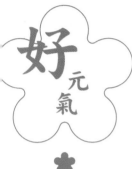

養生開運小撇步

1* 愛心養生

●●●●愛是長壽的保證，是養生保健的途徑

愛是一切原始能量的來源，因為有愛，大自然和人類可以繁衍，生生不息……。世界有愛才形成地球村；國家有愛，人民才有希望；家庭有愛，我們才能擁有勇往直前的活力；丈夫有愛，才有成功的事業和家庭；妻子有愛，才能擁有負責任又愛家的好先生；父母有愛，才能有快樂、善良的小孩……。一切因為愛而存在，只要心中有愛，你的前一步會幫助你的下一步，因為一切會促成一切，萬物會互相效力。

人類進化，雖然各有不同的節奏速度，但大致的方向卻是相同的。因此，二十一世紀的身心靈覺醒，相信不會是單一個體受到某種作用力的感發，而是在宇宙大磁場之下，人類共通的心理脈動。今天我們處在一個風雲際會的時代，人類社會在經歷各種思想、科技進步之後，正在四下尋求重新與世界相處的角度。走過眩目的繁華，人們開始渴求儉樸；企圖征服世界的野心，如今也被大自然馴服了。人回歸到人之所以為人的位置，從面對自己的身心靈開始，重新面對世界，也面對自己。

●●●●心中有愛，才能有健康的身心

人生活在社會上，時時要保有一顆愛心，亦即愛自己、也愛他人，愛自己是養生的前提和基礎，這道理毋庸置疑，沒有不愛自己而能照顧好自己的人；相對地，愛他人便是將自己所學的養生理論發揮，進而照顧別人。中國自古受儒家思想影響至深，心中有愛的人往往比較有自信，能樂觀地面對人生的種種挑戰，也比較能包容別人、體諒別人，而減少發脾氣的機會；相對地，這樣的人能擁有健康的身心。

古代因戰爭、飢荒、水災、旱災及各種傳染病的發生，使得人的平均壽命很低。相傳我國夏商時代，人的平均壽命只有18歲，西周、秦漢時代為20歲，東漢為22歲，唐代為27歲，宋代為30歲，清代為33歲，十八世紀以後抗生素和各類疫苗的廣泛應用，才使人類壽命

又一次大飛躍。而隨著醫療技術的發展，公共衛生和營養學領域進一步完善，今天的人類平均壽命已達70歲以上。

儒家崇「仁」，「仁者愛人」，愛人即仁；人與人之間的相互親愛就是仁。「仁」字拆開來看，是兩個人，一個人為另一個人著想、體諒對方、幫助對方，站在對方的立場思考、體會，將心比心，親愛對方，「己所不欲，勿施於人」，「己欲立而立人，己欲達而達人」，這些便是「仁」的內容，是儒家精神的最高表徵。《論語‧雍也》及《中庸》中均記載孔子關於「仁者壽」的觀點，認為仁慈的人、有愛心、心地善良的人，能享長壽。「大德並得其壽。」有仁愛之心不僅自己健康長壽，也能使他人健康長壽。為君者仁，則其民亦壽。《漢書‧董仲舒傳》說：「堯舜行德，則民仁壽。」上行下效，全社會都具有真誠的愛心，自然會出現一個健康長壽的社會。

●●● 養生哲學有一套，長壽無難事

至聖先師孔子仁人愛人，享年73歲，春秋戰國是長壽奇人；東漢醫聖張仲景享壽69歲，主張「進能愛人知人，退能愛身知己」；華陀、老子、管子、荀子也各有養生的主張，都是高壽奇人。此外，北宋大文豪蘇東坡著有《東坡養生集》，享年67歲；南宋愛國詩人陸游享年85歲，他的養生注重的是睡眠，堅持早睡早起，絕不熬夜。無論是古聖先賢，現今長壽的人，都有一套自行發展的養生哲學。

現代人重視名利的追求，而忽略了真愛的重要，總覺得沒有多餘的時間來關愛自己、關心別人，總覺得等有一天賺夠了，富裕了，再來做還來得及，豈知，孩子需要你往往是成長時刻，父母需要你往往是年邁時刻，有一天「樹欲靜而風不止，子欲養而親不待」，一切的成就將成一場夢。所以，你應該花更多的時間與你關心的人和關心你的人在一起，不要事事以金錢來衡量自己在生活中的努力，完全以金錢和物質來衡量得失的生活注定是不幸的，生活的真正意義在於奉獻，扮演一個積極有為的角色，為人所需，愛人，也被愛，讓你的世界因為你的存在而取得進步、保持和諧。人，不僅僅要愛自己，同時還要愛這個世界上的其他人。在幫助他人或其它生物生存的過程中，受益最大的人將是你自己。

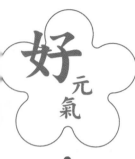

愛人知人，愛身知己，一顆愛心是衛生長壽的保證，是養生保健的途徑。古今中外，先賢後賢，所見一也。

2* 陰陽水養生

●●●●晨飲陰陽水，晚喝蜜糖水，健康好運到

　　人仰賴水而生！許多學者認為，生命起源於海洋，對於生命來說，水一向比陽光更重要，因為我們人體的內部就是一個奇妙的海洋。分佈在成年人各種組織直至骨骼中的水分含量達70%～85%，而且海水和人的血液中溶解的氯、鈉、氨、鉀等化學元素的相對含量百分比也驚人地接近，這絕不是偶然的巧合，而是人來自海洋的原因。

　　人身上的另一個重要海洋驗明則是生命離不開水。人體中所有的生命活動，無論是消化作用、血液迴圈、還是物質交換與組織合成等一系列活動，全是在水的參與下，在水溶液中完成的。

　　水對人的重要性是毋庸置疑的，喝水可以養生，自古就有流傳，是一種十分簡易的養生方法，即「朝朝鹽湯，晚晚蜜水」。傳統中醫證實，鹽能去體內煩熱，有明目鎮心神寧氣之功效，能清除胃中食物造成的熱團。蜂蜜是一種良好的天然補品，能排除心腹邪氣，益氣補中，滋潤臟腑，調養脾胃，祛除煩躁。換句話說，每天早上起床後喝杯陰陽水（陰陽水乃是一半熱開水加上一半冷開水，再加入少許鹽巴），能幫助排除一整夜的廢氣，而且水為財，一早就接近好的財運更可改運，帶來好元氣。晚上臨睡前喝杯蜜糖水，可以滋補氣血，延年增壽。早晚滋養可以達到養生長壽的功效。

　　以「太極骨瓷杯」配合飲用「陰陽水」，更可使養生加級。借太極五行之力，調和陰陽內外之氣，日積月累加乘發揮，太極陰陽之氣配上骨瓷的微量元素，試圖將正能量聚集，將負能量轉換，平時使用「太極好運杯」喝水時，面對杯內太極圖案，保持愉快自信，將所有幸福點滴

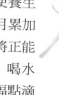
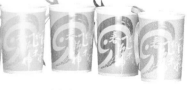

▲太極好運杯

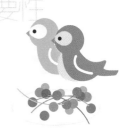

啜飲，即可心想事成，還可提升、改善環境磁場。總之，晨喝淡鹽陰陽水和晚喝蜜糖水是值得提倡的養生方法，其最後目的在於清除體內的火氣，消袪一整天飲食的熱團。天天飲用，養脾滋心，安神寧緒，促進睡眠，提高免疫力，讓身體自然健康起來。

3* 喝水養生

●●●● 多喝水，排毒保健康

還記得《紅樓夢》裏說：女人是水做的。其實，不論是男人、女人、老人、小孩都是水做的。

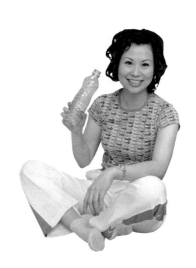

打從娘胎開始，受精卵就有90%的含水量，胎盤則有83%的含水量，而羊水則是100%由水組成的，神奇吧!!到了嬰兒時期，體內也有80%的水，青少年時期的含水量降為70%，愈老水分愈少，這也就是為什麼嬰兒擁有水潤光滑的肌膚，而老年人皮膚都是粗糙暗沉且皺紋滿面了。

水在我們身體裏扮演著清道夫的角色，把我們身體內的廢物排出體外，並且沖淡血液中有害的毒素和細菌，保持健康潔淨。特別是現代人生活忙碌，壓力又大，作息不規律，導致許多疾病產生，如果平時多喝水，將體內毒素盡量排除，這些慢性病還能不藥而癒呢！

●●●● 掌握喝水技巧，便祕有解

便祕實在很煩人，說是病嘛又不算，可是確實很痛苦，會使皮膚暗沉無光澤，也會影響心情，使人莫名其妙發脾氣，嚴重者還會有口臭，甚至導致痔瘡、腸癌呢！好可怕。其實只要掌握些喝水的技巧，平時多喝水，就能迅速解除你的「鬱卒」哦！

便祕的主要原因是水分攝取不足，使得糞便吸水量少而變得乾燥硬結，久而久之，腸子會形成習慣性的收縮遲緩。古人說「欲得長生，腸中常清」，可見保持大便暢通就能健康長壽哦！因為糞便在腸中時間太久，毒素和廢氣、細菌會不斷由腸道繼續吸收，不但皮膚暗沉

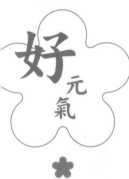

無光，就連精神也是無精打采的，所以為了使腸腔內保持足夠的水分來軟化大便，多喝水就成了便祕者最大的救星了。

多喝水可以使腸道保持暢通；若能在每日清晨起來時先喝一杯開水，能甦醒大腸蠕動的功能，冰開水更能刺激副交感神經，增加腸胃道蠕動次數，不但能幫助排泄，還能清除宿便，對於排除毒素，預防腸癌有很大的效果呢！

一般人的喝水量約為體重×30cc，也就是說，體重50公斤的人，一天的喝水量約為1500cc，而體重70公斤的人，一天的喝水量不得低於2000cc，以此類推。但感冒、尿道發炎、痛風、結石的病人尤其要多喝水。

●●●●多喝水、多休息，感冒拜拜

感冒大都是病毒或細菌所引起的，但對於忙碌而壓力大的現代人來說，是免疫力降低的一種警訊，也就是說，抵抗力好的人是不容易感冒生病的，感冒時只要多喝開水，多休息，不要吃太多食物增加腸胃負荷，很快就會好起來，當然，較嚴重的感冒，伴有發燒、鼻塞、喉嚨痛、肌肉痠痛等症狀的，除了多喝水，還要看醫生吃藥，病才會好得快。

感冒時多喝水可以淨化並促進血液循環，幫助排汗，降低體溫，從尿液、汗液中排除細菌與病毒，達到全身淨化的功能。找個有刻度的杯子，白天每小時約喝300cc，持續8小時，責任額達到後，晚上則不建議多喝水，只要視口渴的程度略為補充就可以了，以免夜裏經常起來上廁所，影響睡眠品質。

●●●一根菸、一杯水，除菸臭、防癌症

其實大多數的癮君子都知道抽菸的害處。醫學證實，香菸中的尼古丁和焦油成分，對身體都有不良影響；其中，焦油含有許多致癌物，是肺癌、口腔癌及膀胱癌的致病因素之一，而尼古丁則容易導致心血管毛病，嚴重影響我們的健康。

「知」而「不行」是沒有大徹大悟，通常都是周圍親友發病了，或是自己生病了，才警覺「知行合一」的重要，此時頓悟，就不知能否「上達天聽」了。

　　抽菸者明知抽菸有害健康，卻不能戒菸，原因是戒菸太難了，其實只要養成抽一根菸，喝一杯水的習慣，不但能減輕抽菸後的臭味，還可以降低血液中尼古丁的毒素，更重要的是，當你把重心從抽菸轉成喝水習慣時，不知不覺，抽菸量大減，對你遠離菸害，重拾健康，幫助多多。

　　抽菸者多喝水之外，最好每天喝2500cc以上，還要大量攝取蔬果，尤其是綠色蔬菜，因為根據研究，大量吃綠色青菜，有預防癌症的效果，如果配合多喝水，還能促進血液暢通，將蔬菜中抗癌物質運送到全身細胞，加速毒素排出體外，減少致癌物停留在體內的時間，就能有效預防癌症的發生。

●●●●大量喝水、勤上廁所，消滅炎症快又有效

　　泌尿道發炎涵蓋了尿道發炎、陰道發炎、膀胱發炎、腎發炎……，其實所有炎症都應該大量喝水，因為發炎代表細菌不斷增生，此時要不斷喝水，不斷上廁所，將有毒素的尿液盡速排掉，否則尿液留在膀胱便成了細菌的溫床。所以大量喝水且勤上廁所是消滅炎症的不二法門，也是最快又有效的方法。

　　造成尿道感染的主要病菌是大腸桿菌，這些細菌多存在陰道口及肛門附近。女性的尿道口很接近陰道口，所以如果衛生習慣不良，如廁（小便）後沒有使用衛生紙擦拭，一滴尿液即能在內褲中繁衍大量的細菌。另外，性行為的不潔或憋尿也是造成尿道發炎的主要原因。

　　利用大量的開水將附著在膀胱粘膜的細菌排出，此外，尿液還可以沖洗膀胱，降低細菌的量。當身體發生炎症時，最好保持一天喝3500cc的水，而排出尿量亦在2500cc左右，如此才能有效排出細菌，避免炎症擴大。

　　也許剛開始要喝這麼大量的水令你不適應，甚至喝水有喝到噁心想吐的情形，這是正常的，不必慌張，變通的辦法是滴幾滴檸檬，一方面補充水分，一方面增加維他命C的攝取量，真是一舉數得。加糖的果汁是無法取代水的地位的，如果你喝了300cc的果汁，充其量只能以200cc計算，約打七折。可是如果你只是滴了幾滴不同口味的果汁到純水裏，那就如同開水的功用哦！

15

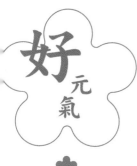

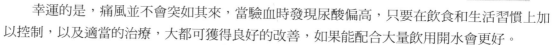

●●●● 每天飲水2500cc，不怕痛風上身

痛風是因為吃過多的海鮮、肉類，以及喝酒過多導致體內無法負荷，無法代謝的一種現代文明病。這些難以代謝的物質是普林，而尿酸就是普林的產物。換句話說，尿酸高的人在飲食上就要減少或避免食用高普林食物，例如動物內臟、牡蠣、干貝、小魚乾、沙丁魚、肉汁、雞精、蘆筍、豆苗、黃豆芽、紫菜、香菇等等。

幸運的是，痛風並不會突如其來，當驗血時發現尿酸偏高，只要在飲食和生活習慣上加以控制，以及適當的治療，大都可獲得良好的改善，如果能配合大量飲用開水會更好。

痛風的發生大都是因為本身新陳代謝紊亂，血液中尿酸值偏高，致使尿酸結晶在關節四周組織逐漸堆積所致。只要每天大量飲水約2500cc，就能促進尿酸自尿中排泄，預防因血液中尿酸值過高而痛風。

吃不下飯時可以喝一些新鮮果汁或蜂蜜，但切忌酒，尤其是啤酒。總之，不要空著肚子，以免體內脂肪加速分解而影響到尿酸的排泄。

●●●● 養成良好喝水習慣，結石不再來

引起結石的原因大多數是長期尿量不足所致，例如一個人的尿量一天若少於1000cc，就大大提高了腎臟結石的機率；相反的，如果尿量提升到1500cc以上，就會降低尿中鈣離子的飽和濃度，也會防止結石的發生。所以，多喝開水才能提高尿酸的排泄量。

有些體積小、沒有疼痛症狀的結石，可以靠大量喝水讓其自行排出，若是有疼痛或出血時，當然就要找醫生了。平時養成良好的喝水習慣的確有助於預防結石的形成。

除了有腎臟、肝臟、心臟方面等疾病者需要小心喝水外，多喝水的確能排除毒素，增進代謝，預防疾病的產生。如果身體隨時補充大量的水分，就能活化血液，使新陳代謝正常，當體內器官、功能健全時，皮膚組織自然會呈現明亮而健康的紅潤膚色，而青春痘、暗瘡、粉刺也冒不出來了。一張純白無瑕、晶瑩剔透的臉就是最好的氣色了，而好氣色能改變心情，增強人際關係和吸引力，使你成為最受歡迎的人，也是最幸運的人。

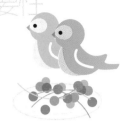

4* 精油養生

●●○●●殺菌、調節身體機能、淨化身心靈，精油好處多多

　　精油是芳香療法的過程中最重要的介質，十多年前開始了精油的接觸和探索，覺得它的生命力很獨特，它能給人各方面的影響，在無聲無息中，沉浸它豐富多彩的世界，感受它芳香的呼喚，甚至無形中創造一種前所未有的磁場，充滿著生命力、浪漫和神奇。我不知用它治癒或安撫過多少寂寞的靈魂，如果你沒有知心朋友，不妨打開心門，進入它的世界。

　　精油有能量，也有磁場，因為它來自天然的植物，自然的香氣喚醒人的精神力量，香氣能治癒人的創傷，使人的身心靈得到完全的整合，達到天人合一的境界，這種平衡的效果便是身體與植物能量交換的結果，就好像沐浴森林享受一場芬多精宴後的舒適自然。

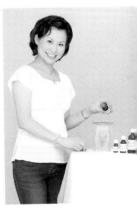

　　精油有揮發和蒸發的特性，因此不論是薰香或泡澡都能經由呼吸系統進入體內，若能加上基礎油來按摩身體，藉由皮膚進入體內，再依照個人的喜愛，必能充分享受精油的樂趣！

　　精油常被譽為有治癒疾病的能力，其實並不盡然，不過，它的確能調整機體，發揮自癒能力，從而調整內分泌的平衡並恢復身體的各項功能，並且具有殺菌能力。

　　至於我所研究並設計的精油是結合西方科學、東方命理、中醫養生原理、十二經脈理療及生肖療法而成，若能再配合冥想、靜坐，效果可達到最高點，計有太極好運精油、五行能量精油及情趣養生精油等。茲分述如下：

太極好運精油

　　【作用】太極好運精油是所有能量的動力精油，啓動身心靈能量源頭，提振全身細胞，發出身體本能的巔峰。勇往直前，暖暖沉澱香味讓人思想變得純潔、清晰、精神集中、樂觀進取。啓動至高無上的身心靈平靜，給你快樂情緒並提升自信心，不畏挫折，面對人生挑戰且充滿幸運能量。

　　【使用時機】每天出門前取適量，左右手於胸口各劃七圈，合掌靜心冥想今日要挑戰及煩心之事，祈禱一切順心。太極能量精油會依你心意，散發屬於你個人能量，帶來好運。隨時塗抹於耳後或手臂，可加強能量，定期使用於全身按摩，或每日洗完澡後塗抹，有助於淨

化身心靈及個人能量調整，並能潤澤肌膚，延緩老化。

【成分】橙花、白檀香、乳香、松針、佛手柑、薰依草、雪松。

【使用方法】全身按摩，隨身擦拭，亦可泡澡。

【特殊使用】面試／考試：太陽穴；醫院：肩頸；喪事：額頭髮際、頸椎；喜事：印堂輕點並加以按摩；約會：耳後，再配合魅力能量精油效果會更好。

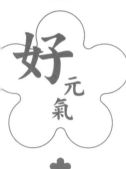

───五行能量系列───

◎木行能量精油　木──減壓放鬆（肝、膽經）

【主調】薰衣草

【作用】放鬆全身緊繃的神經、自我心靈重新整頓、舒緩神經系統、激勵無限的思考泉源，讓潛意識的能量穩定散發，順暢肝膽經，達到身心能量平衡。

【命理能量】適合生肖為虎、兔及欲增強事業運者。

【成分】薰衣草、檸檬草、玫瑰木。

【使用方法】全身按摩，隨身擦拭，亦可泡澡。

【特殊使用】欲加強事業運時，可於胸腹部加強做向心式按摩。

◎火行能量精油　火──代謝循環（心血管）

【主調】佛手柑

【作用】促進血液循環、減輕心血管壓力、穩定歇斯底里。早晨使用可提振全身細胞轉動，令人心曠神怡，一天充滿信心活力，循環代謝平衡，自然全身健康光彩，能量四射。

【命理能量】適合生肖為蛇、馬及欲增強名利者。

【成分】佛手柑、乳香、橙花、薑、杜松子。

【使用方法】全身按摩，隨身擦拭，亦可泡澡。

【特殊使用】欲加強名利時，可於四肢或胸腔加強順時鐘方向按摩。

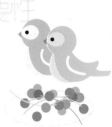

◎土行能量精油　土──消化平衡（大／小腸、胃經）

【主調】茴香

【作用】強化紅血球、增加含氧量、活化血液代謝、減輕憤怒的負面情緒，並開拓心胸，平衡陰陽能量，幫助消化系統運作，有助腸道氣體排除，整腸健胃，加強胃經的能量。

【命理能量】適合生肖為龍、狗、牛、羊及欲增強健康者。

【成分】茴香、羅勒、迷迭香、絲柏。

【使用方法】全身按摩，隨身擦拭，亦可泡澡，也可藉由泡浴精油釋放負面能量，活絡全身循環及增加淨化代謝功能。

【特殊使用】欲加強健康時，可於腹部加強順時鐘方向按摩。

◎金行能量精油　金──免疫淨化（支氣管、肺經）

【主調】尤加利

【作用】自然如沐森林的氣味，可幫助呼吸系統順暢、增強免疫力、預防感冒，改善支氣管炎、咳嗽、流鼻水，補充肺部支氣管能量元素。

【命理能量】適合生肖為猴、雞及欲增強智慧者。

【成分】松、桉、薰衣草、檸檬草、茶樹。

【使用方法】按摩、隨身擦拭，亦可泡澡。

【特殊使用】欲決策時可於胸腔八卦部位加強護理。

◎水行能量精油　水──舒緩排毒（腎、膀胱經）

【主調】絲柏

【作用】解放全身有害元素，強化淋巴系統的運作。協助肝、膽、膀胱、腎、血液內的廢物、毒素、水分排出、控制體重、刺激性腺系統，分泌性激素，開啟人類原始性能力，讓身心皆得以舒暢。

【命理能量】適合生肖為鼠、豬及欲增強財運者。

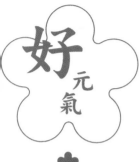

【成分】絲柏、茉莉、杜松子、依蘭、快樂鼠尾草。

【使用方法】全身按摩，隨身擦拭，亦可泡澡。

【特殊使用】欲加強財運時，可於腿部、腹腔加強做向心式按摩。

情趣養生系列

◎情趣養生精油

【作用】精神壓力大的情況下，往往無法盡情享受甜美性愛，失去人類原始性愛能源，情趣養生精油可啓發兩性活力，纏綿性愛過程中，溫和的觸動女性的柔媚，釋放她令人屏息的吸引力；並挑逗男性陽剛的英雄氣概，彷如天雷地火般的激情，享受性愛人生。

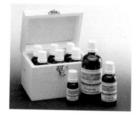

【成分】茉莉、玫瑰、快樂鼠尾草、依蘭、甜橙、天竺葵。

【使用時機】性愛：於前戲雙方互相按摩於全身，利用手指情感能量，挑逗雙方敏感帶。性冷感/陽痿：定期全身按摩，加強腰椎處穴點指壓，最好由另一半執行，使兩人能量互動，傳達愛意。

【使用方法】泡澡、薰香、隨身擦拭或按摩。

◎媚力能量精油——女性

【作用】甜美醇郁的大自然花香，誘導出女性真實柔美的情靈、提升自我信心、增加女性獨特魅力，創造愛情能量，帶來幸運桃花。

【成分】茉莉、甜橙、天竺葵。

【使用時機】約會：前一晚全身塗抹、按摩；出門前塗抹於耳後。平日使用可增加個人女性魅力，創造愛情能量，帶來幸運桃花。吵架：淨身泡澡，緩和情緒，會讓妳心情感受不同。

【使用方法】泡澡、薰香、隨身擦拭或按摩。

◎媚力能量精油——男性

【作用】激盪男性陽剛的英雄氣概、提昇自我信心、增加男性獨特魅力、創造愛情能

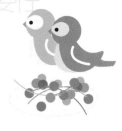

量，帶來幸運桃花。

【成分】茉莉、葡萄柚、白檀香、麝香。

【使用時機】約會：前一晚全身塗抹、按摩；出門前塗抹於耳後。平日使用可增加個人男性魅力，創造愛情能量，帶來幸運桃花。吵架：淨身泡澡，緩和情緒，會讓你心情感受不同。

【使用方法】泡澡、薰香、隨身擦拭或按摩。

5* 按摩養生

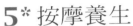**適當正確的按摩可消除疲勞、安定情緒，釋放能量**

　　按摩是一種已流傳幾千年的古老醫療術，能減輕疼痛、恢復精神，使人心胸舒暢、激發活力，再造年輕的肌肉。按摩也能夠讓施與受的雙方共同體驗到放鬆的感覺，並且利用觸覺引起身心的變化，進而達到身心合一的美妙境地。按摩運用觸覺產生諸多療效，增加人對身體與呼吸的認識，矯正姿勢；釋放積存的壓力，讓緊張痠痛的肌肉恢復彈性；排除沉積於肌肉裡的廢物，加強淋巴系統清潔人體的功能。

　　現代醫學發現，按摩可以使身體產生抗氧化的酶，並能刺激肌肉中緊張的肌纖維，反射性地使大腦分泌腦內嗎啡，產生驅除疲勞，並使心情舒暢愉快的目的。按摩因勞損而痠痛的部位可以使局部血管暢通，供氧充分，有利於因氣血瘀滯而產生病變的部位恢復正常。即使沒有患病也應經常按摩，且最好是從頭到腳都能按摩一遍，以達到預防疾病的目的。據史料記載，蔣宋美齡每天都接受按摩，故雖年且百歲而猶有壯容。按摩背部是一種很好的健身方式，因為背部的脊柱周圍分佈著大量支配內臟生理活動的脊神經，經常按摩背部可以充分調節這些神經的功能，通過神經系統的傳導，增強內分泌功能，增加機體的抗病、防病能力。

　　身體在日常生活中難免會感受到許多壓力，如肌肉緊張，呼吸不順暢，這些不適會反應到身體的姿勢上，按摩對加速自然復原，安定心靈，穩定情緒頗有療效，它會影響身心進而帶動整體的變化，是消除壓力的良藥。按摩的確有說不盡的好處，但是也有不可按摩的情況，當身體不適或令你感到不妥時，按摩前應請教醫師，例如：發燒或皮膚有異常、腫脹、

不明腫塊、發炎或嚴重瘀傷、身上有劇烈病痛、嚴重受傷或身上有新疤、新傷、發炎或靜脈瘤時，皆不宜按摩。另外，癌症、癲癇症、愛滋病或任何一種精神疾病也不宜，婦女月經期及妊娠期也最好不要按摩。按摩時應注意身體的反應，做最適當的按摩，才能達到按摩的效果。

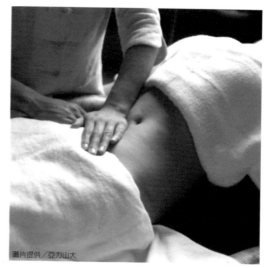
圖片提供／亞力山大

　　準備要享受按摩了嗎？現場佈置很重要，按摩現場氣氛最好是愉悅舒適的。首先，不妨先將閒雜物品搬走，騰出足夠的空間以便在同伴身旁自由活動。其次是，保持隱私，盡量避免受到外界的干擾而中斷按摩，可開一盞溫和的小燈，但要避開刺眼的強光，才能真正達到放鬆。如果能點上薰衣草、玫瑰、鼠尾草等精油，更能營造舒適感，使按摩達到最好的療效。再來是選擇最舒適的平面進行按摩，如大塊的海綿橡膠墊，並準備靠墊、坐墊、枕頭或捲起的毛巾等墊在身體下面。這樣做可以維持正確的姿勢，並且獲得充分的休息，以及消除體內各部分的壓力，並且放鬆緊繃的肌肉。墊子要大到能讓同伴平躺，你也能同時跪在上面。接受按摩的人一定要保暖，所以房間要先開暖氣，最好能保持室溫在攝氏21度。

　　按摩之前，要適度地營造舒暢安心的氣氛，讓心情放鬆，不要匆促地進行按摩，先深呼吸，穩定下來後再按摩。按摩時，要均勻地深呼吸，正確的呼吸有助於安定情緒，釋放體內的能量，消除身心的緊張，用腹部深呼吸可以使呼吸流暢，讓空氣充滿心臟與胸腔，記得要用鼻孔吸氣，再從口腔輕輕地吐氣。按摩時，坐姿要平衡，這樣不但儀態優雅，且無論怎麼按摩，呼吸都會正確，完成按摩時會感到神清氣爽，充滿自信，擁有創造命運的能量！

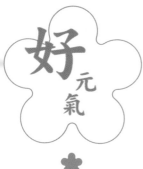

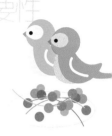

6* 性愛養生

●●●● 做愛做的事，要做不能太過

　　性行為是人類的一種本能，也是人類生活的重要內容之一，故有人把性生活、物質生活和精神生活一起列為人類的三大生活。房事養生保健也是我國古代養生學的一大特色，只是，受封建禮教的約束，古代的人們對於性的話題多諱莫如深，錯誤地認為性乃誨淫之事。

　　但無論是過去還是今天，正確認識性生活，過好性生活，才能有益於身心健康。《孟子‧告子》曰：「食色性也。」《禮記‧禮運》曰：「飲食男女，人之大欲存焉。」一向重視禮義道德的儒家，亦認為房事生活是人類生活的一大需要，並以之與飲食並舉，認為它是人之本性，孤陰不生，獨陽不長，人類種族之生殖繁衍亦從男女陰陽規律而來。

　　清代醫家除靈胎也說：「故精之為物，欲動則生，不動則不生，故自然不動者有益，強制者有害，過用衰竭，任其自然而無勉強，則自然之法也。」這些觀點都反對禁慾。男女依存，正常的房室生活是人類天性之需，是生理和生活情趣上不可缺少的，人為的抑制只會帶來許多疾病，所謂曠男怨女多病而不壽，道理即在於此。這種觀點得到現代醫學及心理學的研究結果的支持。正常的性生活可以協調體內的各種生理機能，促進性激素的正常分泌，而且是健康的心理需要。

　　雖然適當的房事生活是天性之需，但恣情縱慾又有損於機體健康。此正如古人所言：「房中之事，能生人，能煞人。譬如水火，知用之者，可以養生；不能用之者，立可屍矣。」也就是說，房中之事既不可絕，也不能太過。

　　性生活過度，會導致內分泌失調，免疫防禦功能減退，對各種疾病的抵抗力減弱，致使代謝功能異常，易引起各種疾病，腫瘤的發病率增高。所以，古人說：「淫聲美色，破骨之斧鋸也。」在封建社會裏，皇帝設有三宮六院七十二妃。貴族大臣，妻妾成群，生活放蕩糜爛。他們每天山珍海味，美酒佳餚，美色如玉，到頭來多是惡疾纏身，過早死亡。據歷史文獻記載，凡不知保養的帝王大都短壽；而注意清心寡欲，修身養性的皇帝，都能健康長壽，其中乾隆皇帝活了89歲，是幾千年來皇帝中的長壽冠軍，他自稱是「古稀天子」，這與他「遠房幃，習武備」的生活習慣是有密切關係的。

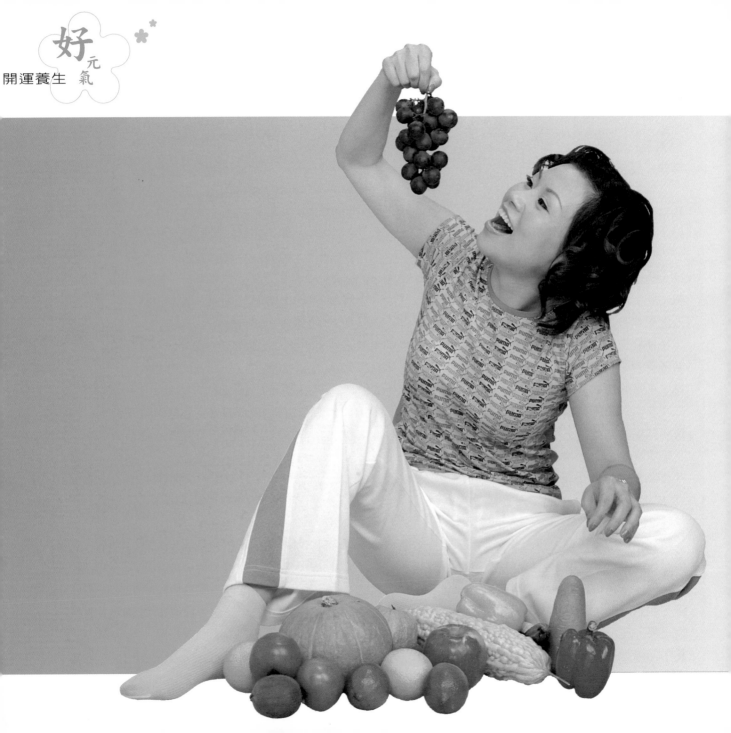

Part 1

肖鼠者的養生健康寶典

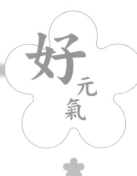

肖鼠者的養生觀

●●●●睡眠充足、遠離酒色，健康OK

屬鼠的人天生敏捷機靈，富機智，實事求是，口才佳，常是事業、學業上成功的典型，但也因個性急躁，常無法忍受別人溫吞吞的個性，而顯得脾氣不佳，一煩躁就易動怒，因此，人際關係有待加強。這樣的個性除了影響人際關係，對健康也有負面的影響。

肖鼠的人是標準的夜行性動物，一向活力充沛，精力過人，尤其夜間活動頻繁，常忽略睡眠與健康的重要性與關聯性。尤其是屬鼠的男性朋友，要小心縱慾過度，平時應多注意睡眠，並且遠離酒色，長期熬夜將付出失去健康的代價。所以，除了要早睡早起，也要特別保養肝、膽功能，特別是當有疲勞或精神不濟的情形時，一定要調整自己的生活作息，多加保養，以免弄壞身子，得不償失。

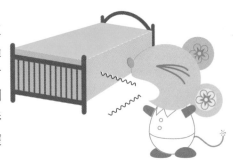

根據生肖鼠的屬性為「水」和陰陽五行的推衍，腎臟膀胱泌尿系統、生殖系統等各類病症是屬老鼠的人最容易患的毛病，女性朋友則以患有婦女病、不孕、不正常的出血以及尿道炎者居多。

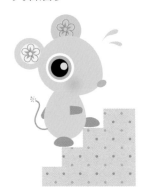

肖鼠的人在年輕時代總是有一副好身材，好運動的習慣與靜不下來的個性，使他們保有好體力與好身材。但步入中年之後的鼠兒，會因為忙碌的生活、快速的步調和壓力的煩惱等各種藉口，而愈來愈懶得動，忽略了運動，也忽略了健康，伴隨而來的是肥胖和疾病。建議上班族的鼠兒們不妨試著先讓自己動起來，有空就出去走一走，與大自然親近，讓自己微微的出出汗將有益健康。屬鼠的女性朋友要把握爬樓梯的機會，挺直背腰爬樓梯，不但可以訓練肌肉，讓臀部和大腿的曲線窈窕起來，也能讓自己更健康，何樂而不為？

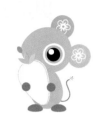

　　平常養生不當，對健康是一大傷害，而食補比藥補的觀念對屬鼠的人更為重要。屬老鼠的朋友易有腰部痠痛、腿膝無力的症狀，可以用杜仲30克炒豬腰一個；體質偏寒者如手腳冰冷、臉色蒼白的人可以加入薑片，或者加入八角、茴香以麻油來炒，即可達到溫補肝腎、通絡止痛的效果。膽固醇偏高或不敢吃豬腰的人，可以用清蒸鱔魚來代替，放一些豬肉絲，加入黃酒、茴香一起蒸，黃酒和茴香可以引藥氣入腎，治療腰痛特別有效，屬老鼠的朋友不妨多多嘗試。

肖鼠者的養生食療

　　肖鼠的人五行中屬「水」，根據生肖和陰陽五行的推衍，金生水，常食用本身屬性「水」的食物，或是相生「金」的食物，是肖鼠的人提升健康能量與強化活力的泉源；除供給多種營養素外，吃對蔬果還可以治療一些疾病。屬性「水」的食物，例如：芝麻、香菇、黑木耳、髮菜、葡萄（黑）、黑棗、栗子、海帶、黑豆、藍莓等深色食物。相生「金」的食物，例如：大白菜、包心菜、苦瓜、白蘿蔔、大蒜、蓮藕、白芝麻、銀耳、花椰菜、小白菜、白木耳、洋蔥、荔枝、水梨、蓮子等，都是屬鼠的人健康養生蔬果的最佳選擇。

養生蔬菜
●●●○大白菜、香菇是肖鼠者的最佳養生選擇

　　◎大白菜美味爽口，營養價值高，它含有豐富的纖維素、鈣、維生素B群及大量維生素C，是青菜中維他命C含量最高的一種蔬菜。此外，它所含的鋅、銅、鉬、錳等微量元素對預防動脈硬化及心血管疾病都有好處，其纖維素能增進腸道蠕動，保持大

27

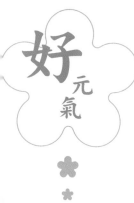

便暢通，對老年人尤其有益。豐富的鈣對缺鈣、出血性疾病也有治療作用，對防治矽肺、腸癌也有一定的作用。

【注意事項】大白菜雖好，但應注意不宜吃放置過久的白菜，更不宜吃爛白菜，由於它會產生一種對人有害的「亞硝酸鹽」物質，吃了會出現嘴唇及齒根發紫發黑，身上也會出現浮腫等中毒現象，所以，吃白菜時要將爛葉剝除，愈新鮮愈健康。

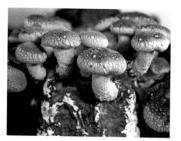

◎香菇（冬菇、香蕈）為側耳科植物香蕈的子實體。味甘，性平。營養價值很高，含豐富的蛋白質、鈣、磷、鐵和維生素B1、B2、C、D等。近年發現香菇含抗癌活性成分，有補氣益胃、托痘毒之功效。可用治體虛食少、小便頻數，以及小兒痘疹乾癟、體虛難出等症。香菇有降低血脂和降血糖的作用，凡高血壓、動脈硬化及糖尿病患者均宜食用。

【注意事項】香菇忌冷水浸泡。香菇味美是因為含有核醣核酸。核醣核酸需在70℃左右的熱水中浸泡，才能水解成具有香味的烏甘酸，用冷水浸泡，效果適得其反。

養生水果

●●●○水梨、黑葡萄是肖鼠者的最佳養生選擇

◎梨，味甘微酸，性涼。梨的醫用價值很高，有清熱、止咳化痰、生津潤燥之功效，也可用治熱病煩渴、咳嗽及便祕等症狀。醫學上研究認為梨有降低血壓、清熱鎮靜作用，對高血壓、心臟病，或是有頭暈目眩、心悸、耳鳴的人頗有益處，對肺結核也頗有療效，還有護肝、助消化作用，可做為肝炎、肝硬化患者輔助治療的養生食品。

【注意事項】梨雖好，但性寒不宜多吃，胃寒、產婦、寒嗽及脾虛泄瀉者均不宜食用。

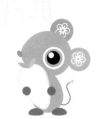

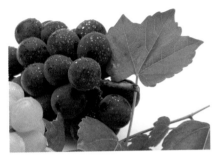

◎葡萄為葡萄科植物葡萄的果實。味甘酸，性平。有補氣血、強筋骨、利小便之功效。可用治氣血虛弱、肺虛咳嗽、心悸盜汗、小便不利、水腫等症。營養成分高，含糖量極高，易為人體所吸收，還含有酒石酸、草酸、檸檬酸、蘋果酸等。其果酸能幫助消化，中和胃酸，健脾開胃。葡萄含有多量的鐵和鈣，製乾後含量更高，為婦幼及貧血者的滋補佳品。葡萄乾除能補氣血、暖腎外，對心肌有營養作用，甚有益於冠心病人的康復。

【注意事項】葡萄多食「令人煩悶，眼澀滯發暗」，因含糖量高，便祕者最好少吃。

養生中藥及湯品

可以杜仲為主藥材，桂圓、黑豆、陳皮也是絕佳的選擇。平時可以桂圓茶為養生湯品。

◎杜仲：味辛，性平，有滋補肝腎、增強抵抗力、提升免疫力，以及明顯的鎮靜、止痛、抗炎的功效，並有降血壓的效果。

◎桂圓茶：味甘，性溫，有補益脾、胃、心、腎之功效，還能預防老年癡呆症和精神官能症。

▲杜仲

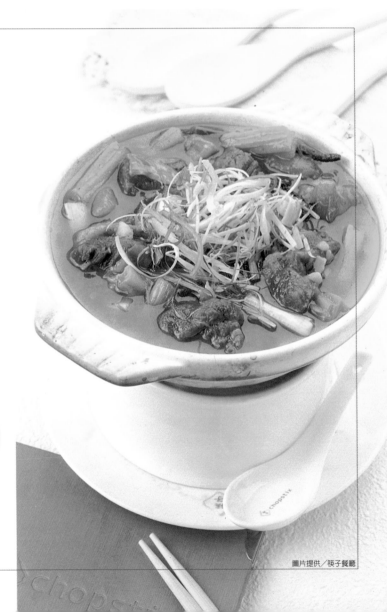

開運食譜

番茄陳皮牛腩煲

◎材料：

〔1〕番茄切片、紅蘿蔔條、蔥段、蒜末、番
茄醬

〔2〕粉絲、陳皮（已泡過水）、水2大匙

〔3〕香油、蒜苗絲（最後放）

〔4〕牛腩（已事先滷好）

◎做法：

先用2/3匙油爆香材料〔1〕後，再加入2大
匙的水與牛腩同燒，等過了6分鐘後再加入
材料〔2〕同燒，拌勻後即可加香油入砂
鍋，後放蒜苗絲。

★雨揚老師的叮嚀★

牛是老鼠的六合貴人，多吃可補運；
陳皮可以緩和性急的脾氣，而蕃茄則
是鼠補足財運的最佳食品，所以這一
道養生餐能增進鼠的愛情運和財運。

圖片提供／筷子餐廳

肖鼠者的減肥養生

●●● 懶人減肥：沐浴減肥法

　　沐浴可以消除身上污垢，舒暢身心，如果能再加些巧思，還能達到開運減肥的效果。熱水能刺激血液循環，促進新陳代謝，體溫會因熱水而升高，進而讓身體大量排汗，消耗多餘的脂肪和熱量，皮膚中的老化角質、廢物及毒素也會隨汗水一起排出而達到美容瘦身的目的。

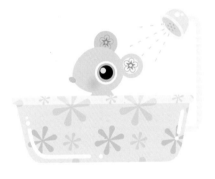

　　Step1：先用溫水、沐浴乳洗淨全身，初浴時切記水溫勿過熱，以減低心臟的負擔，肥胖者尤其要注意。

　　Step2：選擇溫和的磨砂膏或去角質用品在全身搓揉，尤其是手、腳等容易積垢的部位。

　　Step3：坐入水中約3～5分鐘，最好全身都能浸到水，只露出頭部，再離開熱水3～5分鐘，如此重複三次，第三次排出的是汗和油。汗水重複排出，會讓過剩的熱量消耗。

　　Step4：若想加強效果，可在熱水中放入浴鹽，加速排汗量，精油也有放鬆和減肥的效果，如杜松子、薰衣草、迷迭香能加強排尿量，薑、玫瑰可加強排汗量。水中刮痧效果更神奇，用瓷製湯匙順著經絡刮刮肩、兩手、大腿，能得到絕佳的循環和代謝。在泡澡的同時加入玫瑰花瓣能強化財運和愛情運。離開熱水時，可坐在小板凳上，在腹部、腰部、腿部等處做揉捏或擠壓按摩，記得調整呼吸，保持愉悅心情。此外，脂肪角質較厚的地方可用浴刷多刷洗片刻。

　　Step5：最後入浴時，要閉目養神，讓全身疲勞完全得到消除，然後用溫水再次淋浴全身及臉，完成一次輕快舒暢、全新感受的沐浴經驗。

　　每週依實際需要進行2～3次深層沐浴，一個月下來可減重3～5公斤，氣色白裏透紅，

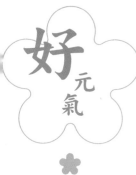

呈現最佳運勢。沐浴減肥法的過程中應喝少量的水，並配合玫瑰花茶，去淤解心煩的效果更棒。如果能喝杯無糖果汁，如奇異果汁，還能幫忙去宿便，達到內外皆美的境界。

●●●● 按摩減肥

肖鼠者，五行屬水，屬陽，其全身最下方的腳底部分是最容易積存有害健康代謝物質的部位，所以透過刺激腳部各反射區，讓積存毒素的結晶體排出，並藉由反射效果經由體液輸送、神經傳達及經絡聯繫，使身體各器官產生調節作用，可以達到生理機能平衡、氣血循環順暢的健康狀況。對大多數屬鼠的人而言，最怕長時間採取坐姿，久而久之足部會失去傳遞信號的敏感度，但此時大腦仍然需要保持清醒，導致長久以來身體與腦部會感覺疲累，身心失調，因此容易形成肥胖。透過腳底按摩，不僅會讓鼠兒覺得很舒服，也可以消除心理壓力，常按壓腳底使靜脈循環回流，還可避免液體滯留，造成水腫。

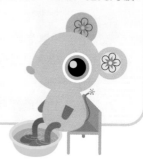

小妙方

◆將足部浸泡在32～40℃的溫水中，可加入精油薰衣草2滴、柏樹2滴，或用一把死海礦物浴鹽泡腳，可幫助消除全身疲勞，帶動全身血液循環，達到減壓減肥的效果。

●●●● 減肥食物

鼠，五行屬水，減肥食物可以選擇白蘿蔔與黑木耳。

◎白蘿蔔，它含有芥子油，能促進脂肪的消耗與利用，直接達到減肥的目的。

◎黑木耳也是很好的選擇，木耳具豐富的纖維，能通便、幫助人體排毒，它所含的卵磷脂，有利於體內脂肪燃燒，並帶動體內脂肪運動，有減肥和美體的功效。

◎想要達到最好與最快的減肥效益，不妨在上午七點到九點或是下午三點到五點進食減肥餐，可以促使用餐愉快，效果加倍。

◎建議減肥食譜：黑木耳炒酸菜

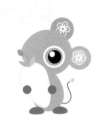

肖鼠者的運動養生

　　鼠，五行屬水，屬陽，春夏兩季最適合游泳、潛水及水上活動；秋冬兩季則適宜溫水游泳，能達到最好的運動效果。對於身體較差或還沒養成運動習慣的人而言，氣功是最佳選擇，特別是改善腰背痠痛、增加免疫力及改善壞脾氣，能日起有功，對於親情、人際關係和財運特別有幫助。

●●●●從事水上活動，安全又能減肥

　　根據許多醫學家、運動醫學專家多年追蹤考察和研究後，認為游泳是最安全、最有效的運動方式，也是最理想的減肥運動。你可能不知道，水的壓力、阻力和浮力對人體也是一種極好的按摩，尤其水的浮力作用，讓人在接近失重的狀況下運動，大大的減輕了下肢和腰部的沉重負擔，避免了運動傷害，尤其對慢性病患者、老人或肥胖者都是最安全有效的運動方式。

　　此外，水的導熱性是空氣的二十五倍，從而使游泳所消耗的能量，遠遠超過眾多的陸上運動，特別是長時間的慢速游，所消耗的能量主要來自脂肪，更加強了減肥的效果和速度。值得注意的是，肚子餓時血糖太低不宜游泳，否則會有頭暈的現象；吃飽時亦不可立即游泳，會影響腸胃的消化和吸收。最好是游泳過一小時後再進食，且要少量進食，以避免胃腸抽筋和過度吸收，造成肥胖。

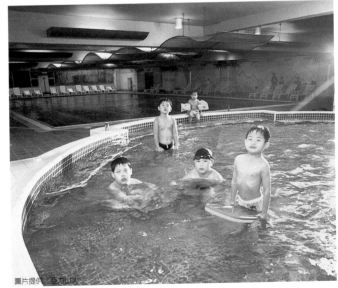

圖片提供／亞力山大

33

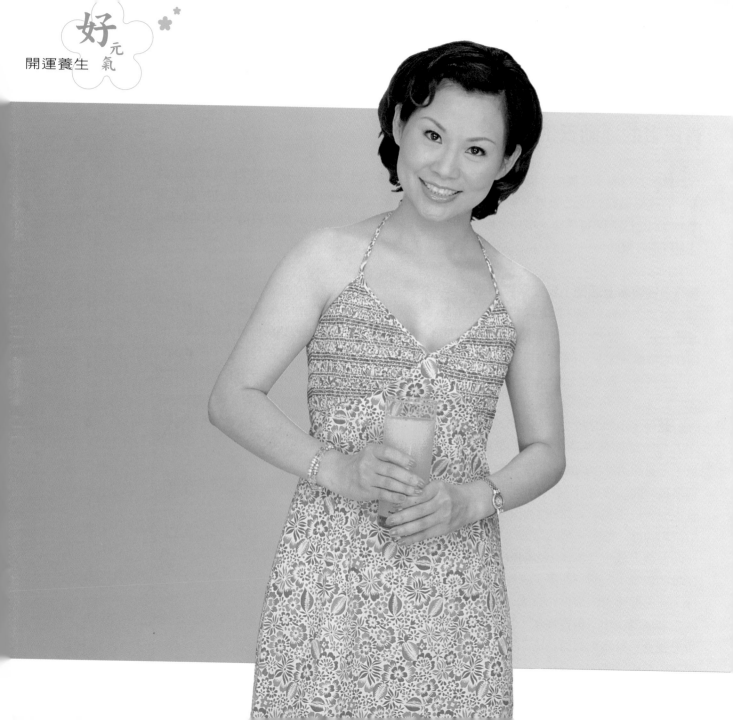

好元氣
開運養生

Part 2

肖牛者的
養生健康寶典

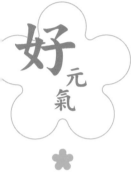

肖牛者的養生觀

●●●●腸胃問題特別多，生活作息要正常

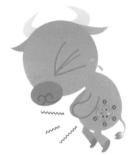

屬牛的人天生具有使命感，是人人眼中標準的勞碌命。責任心重，自尊心也強，更不願對惡勢力或是不佳的環境低頭，能夠任勞任怨，並接受困難的挑戰，加上固執不聽勸的個性，因而總是忽略家人、朋友對他們的關心，也常忘了自己的健康，且一忙起來就忘了準時進餐，因此牛兒的腸胃問題特別多，腸胃衍生的種種症狀往往在牛兒很年輕時就出現了。

根據生肖牛的屬性為「土」和陰陽五行的推衍，常困擾屬牛者的疾病是腸胃以及消化道的問題，例如：胃脹氣、胃潰瘍、胃下垂，筋肉病變、脾臟的消化不良都是屬牛者的通病。另外，熬夜的牛兒要特別小心肝炎和肝硬化，女牛兒易有嘴唇乾裂以及減肥時期伴隨而來的厭食症等等，都須靠正常作息與養生飲食來調養才行。

屬牛的人雖是工作狂，但平常閒來就會一副懶洋洋的悠閒樣子，懶得運動也是身體虛弱不健康的原因，若運動能夠持之以恆，牛兒要有健美的身材是輕而易舉的事。既然運動要持

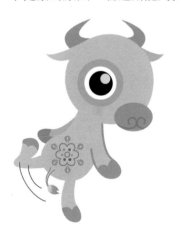

久，就必須針對肖牛人的個性有一些變化，自然的律動是最理想的方法，剛開始不要花太多時間運動，每天固定五分鐘動一動並持之以恆，即可健美一身。

建議你先營造一個閒適的環境，然後放鬆心情運動，例如：在固定的時間和著輕快的音樂與節奏愉悅的運動，會跳舞的朋友舞動三首曲子，已足夠讓你一天生龍活虎；或者可以隨著節奏跳繩；或是原地跑步五分鐘，記得要抬頭挺胸，並盡可能抬高後腿，讓腳尖能夠踢到臀部，這樣可以保持身材的比例。牛兒們要有健康窈窕的一生非一日可成，必須要有耐心與恆心，一點一滴累積而成。

肖牛者的養生食療

　　肖牛的人五行中屬「土」，根據生肖和陰陽五行的推衍，火生土，本身屬性「土」的食物，或是相生「火」的食物，都可以多吃，是肖牛的人提升健康能量與強化活力的泉源，除供給多種營養素外，吃對蔬果還可以治療一些疾病。屬性「土」的食物，例如：春筍、芹菜、金針、番茄（黃）、黃瓜、馬鈴薯、大豆、生薑、花生、蘑菇、蠶豆、鳳梨、香蕉、柑、橘、橙、西瓜（黃）、楊桃、枇杷、木瓜、芒果、黃椒、牛蒡、甘藷、人參、玉米、香吉士、百香果、龍眼、枇杷、榴槤等。相生「火」的食物，例如：番茄（紅）、茄子、南瓜、胡蘿蔔、辣椒、雪裏紅、山藥、芋頭、山楂、紫菜、紅菜、紅椒、紅豆、枸杞、蓮霧、水蜜桃、火龍果、紅毛丹、鮭魚、螃蟹、蝦子、龍蝦、豬肝、鴨血、豬血等，都是屬牛的人健康養生蔬果的最佳選擇。

養生蔬菜

●●●●金針、番茄是肖牛者的最佳養生選擇

　　◎金針的營養豐富，它所含的胡蘿蔔素，超過胡蘿蔔的含量，含鐵量是菠菜的二十倍，維他命含量也不少，因此是對補血、活血有奇效的食品，如婦女血虛或感眼目模糊、頭暈等，若平時不愛吃豬肝及豬血之類食品者，可常吃金針，做為最佳的補血食品。它還含有豐富的鉀，能清濕熱、利小便，小便不暢時或小便短少而次數頻繁時，可以金針煲湯飲服。此外，金針也含有豐富的鈣及磷質，可鎮定安神，自古即為治療神經衰弱的藥方，因此也被稱為萱草及忘憂草。另外，金針內含的豐富卵磷脂有助於健腦、抗衰老。

　　【注意事項】金針最好不要鮮吃，因其含有一種秋水仙鹼的物質，會使人出現噁心嘔吐、腹痛、腹脹及腹瀉等腸胃道中毒症狀。一般曬乾後再吃，也可以將新鮮黃花放在開水裏燙一下，再收在冷水中浸泡一會兒，這樣其中的秋水仙鹼就會溶解在水裏，遇熱即能解成無毒物質。

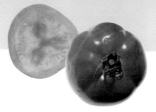

◎番茄有「蔬菜中的水果」美稱。其含有豐富的維他命PP，可保護皮膚健康，治癩皮病有殊效；維他命P可保護血管，對高血壓冠心病、高血脂症有一定療效，還可治眼底出血、口舌生瘡；維他命C易被吸收，可軟化血管、防止動脈硬化及防癌，是防癌抗癌首選佳蔬；維他命A可保持皮膚彈性，促進骨骼強化，對牙齒硬組織形成、小兒佝僂病、夜盲、乾眼症等都有幫助；其檸檬酸、蘋果酸能促進鈣、鐵吸收，並能幫助分解脂肪及防治消化不良；其纖維素可促進胃腸蠕動，有通便、降低膽固醇的作用；含番茄鹼能抑制多種真菌及細菌，對口腔發炎及腸炎、痢疾有療效；番茄素有利尿作用，對腎臟病有益；谷胱甘肽物質可延緩衰老，有抗衰老作用。此外，還有可抑制酪氨酸酶活性物，使沉著於皮膚之色素減退，預防黃褐斑、老年斑形成，是保持美麗青春、美容的佳蔬。硫胺素能健腦，對大腦發育有利，並可增進兒童智力；其抗壞血酸能阻止亞硝胺合成，增加人體抗癌能力，抗壞血酸還能幫助止血，促進傷口癒合，增強血管韌性，有利於心血管病。據統計，成人每天吃半斤左右的番茄，就能滿足對維生素和礦物質的基本需要。

【注意事項】未成熟的番茄，含有大量的毒性物質番茄鹼，吃多了會中毒，出現噁心、嘔吐、流涎及全身疲乏等，至紅色成熟，毒性才會消失。另外，番茄性寒，脾胃虛寒者不宜多生食。此外，因其含有水楊酸類物質，過動兒最好不要食用。

養生水果

●●●●鳳梨、柑橘是肖牛者的最佳養生選擇

◎鳳梨又名菠蘿，是熱帶及亞熱帶的特殊水果，為華南四大名果（柑橘、荔枝、香蕉、菠蘿）之一。菠蘿性平，味甘，微帶酸味。《本草綱目》上說：「補脾胃，固元氣，制伏亢陽，壯精神，益血，寬痞，消痰，解酒毒，止酒後發渴，利頭目，開心益志。」。鳳梨內含有豐富的果糖、葡萄糖、氨基酸、有機酸、蘋果酸及檸檬酸、維他命C等，還含有一種特殊的菠蘿朊酶，可在胃中分解蛋白質，幫助人體消化蛋白質食物，尤其當食用肉類及油膩食物後，吃些菠蘿很有好處。此外，菠蘿朊酶對治療咽喉疾病方面也頗有療效，它可將不健康以

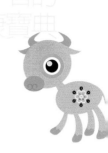

致壞死的組織清除，以及解除疼痛，因此，鮮鳳梨是治療咽喉部疾患的首選最佳食品。

【注意事項】有些人吃鳳梨後會發生過敏，稱為「鳳梨中毒」，症狀為吃鳳梨後15～60分鐘出現腹痛、嘔吐、腹瀉，並伴有頭痛、頭昏、皮膚潮紅、全身發癢、四肢及口舌發麻，嚴重者甚至出現呼吸困難、休克。吃鳳梨時應先將果皮及果刺削去，然後切開放於鹽水中浸一會兒，既可使鳳梨味道更甜，更能使有機酸分解在鹽水中，減少過敏及中毒。

◎柑橘含有豐富的醣類和多種維他命，以及橘皮甙、檸檬酸、蘋果酸、枸櫞酸、胡蘿蔔素及蛋白質等營養素。尤其是維他命C含量之豐，非一般水果所能比擬，維他命P含量亦頗高，許多醫院常以橘子汁給病患飲用，增加營養，促進健康。兒童常飲橘子汁，可幫助發育和增強對疾病的抵抗能力；對老年人及心血管病患者亦頗有益。橘皮性溫，胡蘿蔔素和維他命C、維他命P的含量比果肉中還多；其含有的揮發性芳香油有抑制葡萄球菌的作用，能增加胃液分泌，促進胃腸蠕動，有消炎、抗潰瘍、抑菌及利膽作用，它也能擴張冠動脈，增加冠狀動脈血流量，對治療高血壓、心肌梗塞、脂肪肝有效果。近代中醫常將橘皮做為理氣、燥濕、化痰、止咳、健脾、和胃之藥使用。橘絡即橘肉與橘皮相連中間那層皮上的筋，一斤橘絡的價值高於橘子百倍，其內含的維他命P能治高血壓，有化痰、通經功效。橘核即果核，苦平，能理氣、散結、止痛，治療小腸疝氣、腰痛、睪丸腫痛、乳房腫痛、乳腺發炎有效。橘葉能疏肝理氣、化痰、消腫毒，可用來治脅痛、乳癰、肺癰、咳嗽、胸膈痞滿、疝氣等。

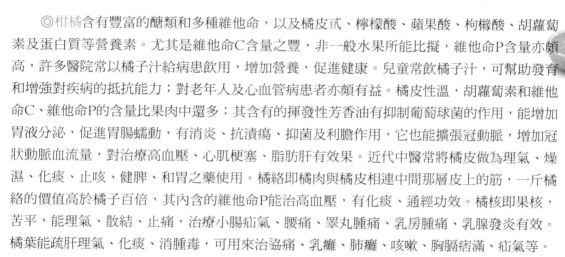

【注意事項】橘子雖好，但性溫，吃過多易上火，當口舌生瘡、口角潰瀾、大便硬結、鼻子出血等症狀出現，就不要再吃，並可多吃蔬菜、海帶或銀耳等來去火。

養生中藥及湯品

以黨參為主，生薑、山藥、枸杞為輔。枸杞茶是養生最佳湯品。

◎黨參：性平，味甘，有補中益氣之功效。

◎枸杞茶：枸杞有養肝明目、補虛益腎之功效，可單獨泡水喝或加菊花一起飲用。

開運食譜

紅棗人參薏仁雞湯

◎材料：

〔1〕紅棗、薏仁、人參、半隻雞

〔2〕雞湯4大匙、鹽少許

◎做法：

事先把雞肉塊川燙好，薏仁泡水2小時，把材料
〔1〕〔2〕放入鍋內，大火蒸1小時即可。

★雨揚老師的叮嚀★

雞是牛的三合貴人，且呈相生格局，
多吃可補運；紅棗補牛的人緣，人參
補氣，薏仁保濕美白，所以這一道養
生餐能增進牛的事業運和愛情運。

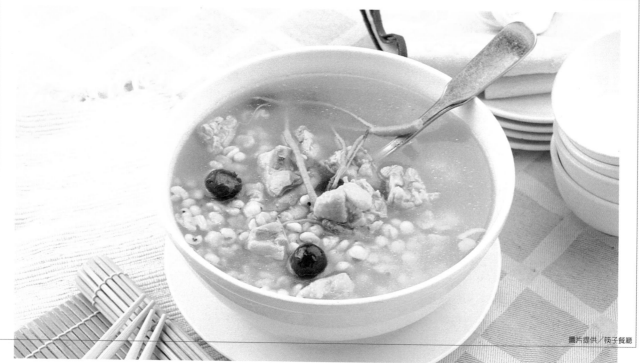

圖片提供／筷子餐廳

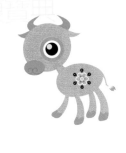

肖牛者的減肥養生

●●●●懶人減肥：溫泉減肥法

　　這一種減肥法實際涵蓋了賞花森林浴與芬多精之旅。溫泉大多在風光明媚之處，好山好水才有好溫泉，所以進行溫泉減肥法，應該抱著愉快與尊敬的心，尊敬溫泉，配合溫泉浴的規矩，尊重大自然，不留下破壞的痕跡。

　　溫泉含有大量的鋅、鈉、鉀、鈣、鐵等人體必需的微量元素，瀰散於溼熱蒸氣和溫泉水中，藉由浸泡者的皮膚和呼吸進入人體，補充需要。溫泉水大多保持在40～43℃之間，這種高溫很快使人的體溫升高，新陳代謝增強，心跳、血流速度加快，血液迅速從內臟流向體表，使大腦和五臟六腑得到短暫性休息，並反射肌肉使之放鬆而消除疲勞。

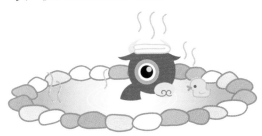

　　皮膚受熱刺激，促使大量排汗，使有害的代謝產物及時排出，改善血液循環和供氧量，保持汗腺的暢通，有提壺揭蓋之妙，相對也能使大小便暢通，使腹部曲線明顯。而多種微量元素使膚質健康滋潤，並能防止皮膚病、痔瘡，對風濕性關節炎、腰腿痠痛等確有療效，此外也能改善惡劣心情、頭痛和失眠。進行溫泉浴前要先洗淨身體，不可在泉中搓揉身上污垢，造成水質不衛生。溫度太熱時，可用冷水沖腳，以利迅速降溫；環境要通風，注意安全，覺得不舒服時應從容離開水中，不可勉強。

　　每週可進行一次溫泉浴，每月約可瘦1～2公斤，洗浴期間應少量補充含電解質的飲料或加鹽的番茄汁。洗溫泉前後切忌飽食，亦忌太餓，適宜少量進食且速度宜緩，若能配合梅花茶更棒，開鬱解胸悶的效果不錯，對於容易憂鬱焦慮的人是最佳選擇。

> ### 🍊 小妙方
> ◆在水中可以輕柔轉動脖子、肩膀和手，使其更靈活，關節處多動動，有利吸收更多礦物質。

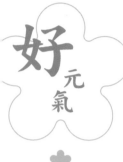

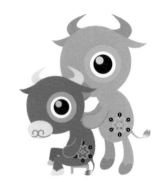

●●● 按摩減肥

　　肖牛者，五行屬土，屬陰。埋頭苦幹的牛兒，總是一肩挑起所有的責任與壓力，無法得到完全的放鬆，久而久之，容易造成駝背、疲勞，神經緊張，體內脂肪也容易堆積。因此，捏揉肩膀最能使牛兒們感到放鬆，可揉捏緊繃的部位，肩膀上面要用力揉捏，尤其是肩胛上端及下頸部之間的狹長肌肉更要注意。雙手交互推揉肌肉，可釋出頸部累積的壓力和毒素。如果壓力無法釋出，就會導致頸部僵硬。揉捏雙肩，用手指捏起肩膀，再用掌跟及拇指抓住肌肉，然後重複捏緊、放鬆的動作。開始揉捏前，先搓揉肌肉，使之暖和，直到僵硬的肩膀肌肉放鬆，才停止揉捏。以推拿做為後續動作，如此一來，不但達到體內協調作用，消除疲倦，還可以消除背部與手臂的胖肥。

●●● 減肥食物

　　牛，五行屬土，減肥食物有竹筍與赤小豆。

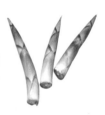

　　◎竹筍，富含蛋白質、脂肪、醣類、鈣、磷、鐵，以及胡蘿蔔素和多種維生素，尤其是蛋白質極優，高蛋白、低脂肪、代澱粉、多纖維，是肥胖者減肥的佳品。

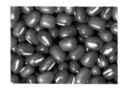

　　◎赤小豆（即紅豆）可做糧食，食用和藥用價值都很高。赤小豆味甘酸，性平，富含蛋白質、澱粉、鈣、維生素B群，鐵、磷含量也較高，能清熱毒、放惡血、通氣、健脾胃，且脂肪低，是不錯的減肥食物。

　　◎建議在上午九點到十一點或是下午五點到七點進食減肥餐，可以輕鬆且快速地達到減肥效果。

　　◎建議減肥食譜：涼拌嫩筍

肖牛者的運動養生

　　牛，五行屬土，屬陰，春夏兩季最適合攀岩，也適合散步、郊遊、踏青，尤其是和三五好友結伴同行；秋冬兩季則適宜跳舞，能達到最好的放鬆效果。體質較虛弱者或懶得動的人，三溫暖是最佳選擇，對改善血液循環不良、精神不濟、意志無法集中等相當有幫助；此外，對於釋放負面能量及增強自信也很有助益哦！

●●●●爬山有益身心，減肥又能健身

　　爬山，是一項有益於身心健康的活動，可以增強體質、提高肌肉的耐受力和神經系統的靈敏性。在登高的過程中，人體的心跳和血液循環加快，肺通氣量、肺活量明顯增加，內臟器官和身體的其他部位的功能也會得到很好的鍛鍊。爬山登高還有助於防病治病，尤其是患有神經衰弱、慢性胃炎、高血壓、冠心病、氣管炎、骨盆腔炎等慢性病的病人，在進行藥物

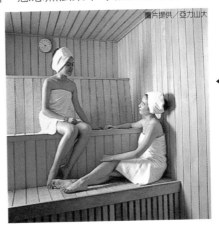

圖片提供／亞力山大

◀ 三溫暖適合體質較虛弱或懶得動的牛兒。

治療的同時，若能配合適當的登高鍛鍊，可以提高治療效果。此外，山林地帶空氣清新，大氣中的飄塵和污染物比平地少，陰離子含量也高，置身在這樣的環境中，對健康是相當有利的。登山還可以培養人的意志力，陶冶人的情操，當你登上高峰，極目遠望，把壯麗的山河盡收眼底時，你那愉悅的心境是難以形容的。利用這個大好時光，與親朋好友結伴，登山暢遊，既有雅趣，又可減肥健身，還能盡情地飽覽名山秀水，觀賞大自然的綺麗景色，何樂而不為呢！

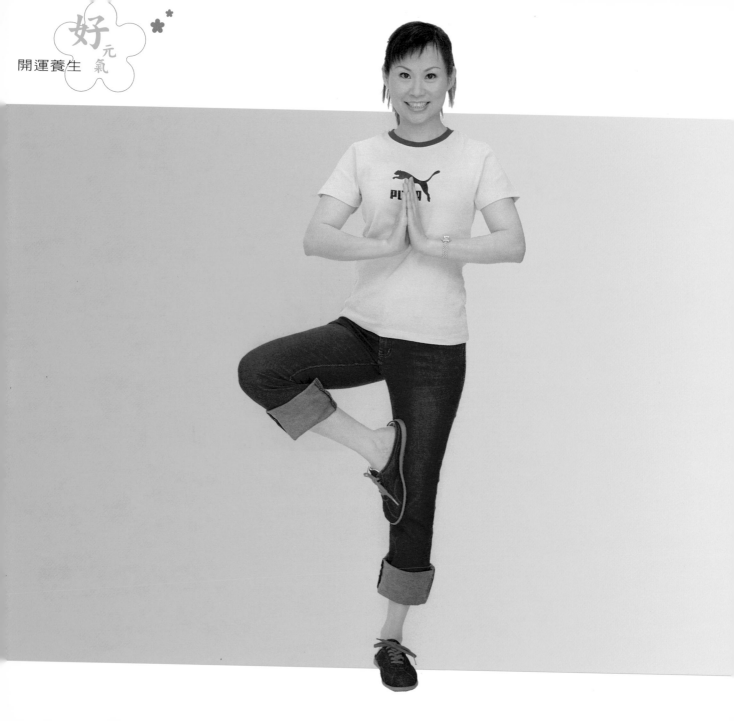

Part 3

肖虎者的養生健康寶典

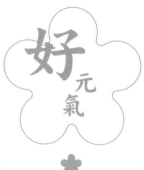

肖虎者的養生觀

●●●●關心自己也關愛家人，養成量血壓的好習慣

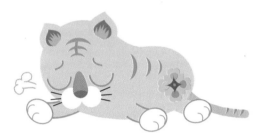

　　肖虎的人擁有王者之風，能擔當重任，是人人敬重的對象，也是值得交往的朋友，但外表堅強的虎兒，其實有一顆脆弱的心，別看他們一副高高在上的風範，卻有一顆不欲人知的心，這樣的心情往往需要親友的關懷，否則會悶出病來。屬虎的人個性易急躁發怒，甚至有些人還略帶一些神經質以及不安的情緒，缺乏耐性。尤其是抗壓力較差的虎兒，在面臨壓力時，常一副心事重重、心事誰人知的樣子，過著憂慮多、遠離人群的生活形態，體力會逐漸的衰退，弄得疲憊不堪，這時自覺自省的功夫很重要，讓自己跳脫憂鬱的泥沼，否則疾病就會伴隨憂鬱而來。若你是屬虎者的朋友，請立即給他們忠告與信心，可說是功德一件。

　　根據生肖虎的屬性為「木」和陰陽五行的推衍，屬虎的人多半在神經系統易有毛病，頭痛，經脈、四肢等發生疾病，再加上屬虎的人飲食習慣不佳，十分隨性，有時候因為工作還沒有完成而挨餓，有時興致來了就飽食一頓，大部分屬虎的人易養成暴飲暴食的習慣，可想而知，腸胃毛病也會困擾肖虎的人。

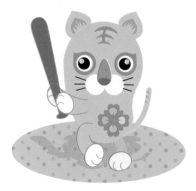

　　疾病並不可怕，可怕的是不能提早發現，提早得到治療！這也是屬虎的人真正的致命傷，是一種無形的病，因為屬虎的人永遠覺得自己沒有病，等到他承認自己生病的時候，多半已經很嚴重了！疾病是「預防勝於治療」，所以多關心自己的健康，也多關心家人的健康，是虎兒們應養成的好習慣。平時應該多做血液的檢查以及量血壓，並且調整情緒，有助於疾病的預防和治療。

　　對活力四射的肖虎者而言，他們的熱情與暴發力可以藉

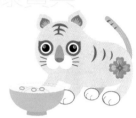

由運動發光發熱，建議肖虎的人以進行球類運動為主，不但可增進體力，並且可以學習運動與團隊的精神，尤其是對年幼的虎兒幫助最大，如：棒球、壘球、籃球、排球等球類運動，都會為虎兒增加不錯的運勢。而上班族可以利用假日或者是下班時間打打網球、羽毛球，除了幫自己訓練體力，還可以解放壓力，為明天培養積極的人生觀。年紀稍長的人不妨從事高爾夫球的活動，寬闊青翠的草原能使你忘卻生活中的不愉快，振奮你的精神，人生的處世智慧就在這緩慢而輕鬆的步調中展開。

肖虎者的養生食療

肖虎的人五行中屬「木」，根據生肖和陰陽五行的推衍，水生木，本身屬性「木」的食物，或是相生「水」的食物，都可以多吃，是肖虎的人提升健康能量與強化活力的泉源，除供給多種營養素外，吃對蔬果還可以治療一些疾病。屬性「木」的食物，例如：

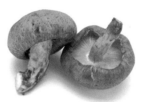

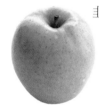

韭菜、茼蒿、菠菜、香菜、蕹菜（空心菜）、菜豆、大蔥、莧菜、薺菜、毛豆、油菜、萵苣、青蘋果、奇異果、檸檬、柚等綠色蔬菜。相生「水」的食物，例如：芝麻、香菇、黑木耳、髮菜、葡萄（黑）、黑棗、栗子、海帶、黑豆、藍莓等深色食物，都是屬虎的人健康養生蔬果的最佳選擇。

養生蔬菜
●●●○○茼蒿、菜豆是肖虎者的最佳養生選擇

◎茼蒿含有一種揮發性的精油以及膽鹼等物質，有開胃、健脾、補腦及增強記憶力的功效。常食茼蒿，對咳嗽痰多、脾胃不和、記憶力減退、習慣性便祕、血壓高等均甚有助益。

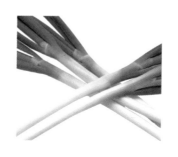

【注意事項】由於茼蒿中的芳香精油遇熱易揮發，因此烹調時必須用旺火快翻，以防軟爛。因茼蒿能通二便，故泄瀉者不宜多食。

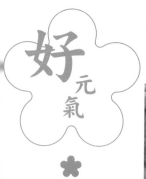

◎菜豆又稱四季豆、刀豆和芸豆等，其除了有蛋白質、脂肪、碳水化合物、鈣、磷、鐵以及維生素A、B1、B2和C等多種營養物質，也含有血球凝集素，能增加機體抗病力。豆莢中的纖維素能促進消化液的大量分泌，刺激腸胃增加蠕動，有利於油脂類食物的吸收，防止便祕和減少直腸癌的發生。

【注意事項】禁食生或不熟的菜豆，會引起中毒，因菜豆中含有一種毒蛋白凝集素，有的豆角外皮還含有溶血素，須經加熱後破除掉，但加熱不夠時，會使人發生消化道及神經系統症狀。

養生水果

●●●●檸檬、奇異果是肖虎者的最佳養生選擇

◎檸檬為芸香科植物洋檸檬的成熟果實，味酸，性平。檸檬富含維他命C及枸櫞酸，在醫學上，檸檬可以治輕微感冒症狀，讓人清爽，並可強化血管、防止動脈硬化、增強身體抵抗力、消除疲勞、促進食慾、美容、生津、止渴、祛暑、安胎等功效，還可用來治暑熱口渴、孕婦食少等症。

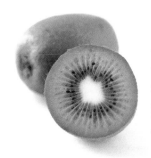

◎奇異果營養價值極高，有防癌及殺傷某些癌細胞的作用，由於其所含維他命C利用率高達94％，能阻斷致癌物質亞硝胺的合成，有很好的防癌作用；「多肽」對腹水癌細胞及子宮頸鱗狀上皮癌細胞均有殺傷作用。此外，對胃癌、食道癌、直腸癌也有防治作用。最重要的是，它含有一種酶，有助於肉類纖維蛋白質分解，常吃奇異果能使皮膚細嫩光滑、有彈性，因而有「青春果」之稱。加上還有抗衰老

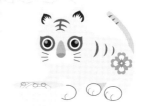

作用，也是一種益壽水果，故而有「長生果」之譽。由於奇異果能降低膽固醇及三酸甘油脂水平，對高血壓、心血管病、肝病頗有助益，也可治消化不良、食慾不振、尿路結石、關節炎等病，對壞血病、過敏性紫瘢、感冒、咽喉痛都有很好的作用，又是滋養強壯之品，可用於體虛消瘦之人及維他命缺乏之患者，亦有「水果金礦」的美稱。

【注意事項】奇異果性寒涼，過食容易傷人體陽氣，尤其是脾胃虛寒、腹痛喜暖喜按、口淡便溏者，不要多吃。

養生中藥及湯品

以陳皮為主，五味子、黑豆、黃耆為輔，平時可以五味子茶來養生。

◎陳皮：能祛痰、鎮咳、健胃，且具有理氣、燥濕的作用，對養護肝臟、避免引發水腫有不錯的療效。

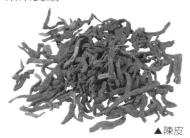

◎五味子茶：性溫，五味俱全，酸鹹為多，入肝、腎二經，故可滋腎水、補肝體、調肝，對濕熱、中阻脾胃或有陰虛內熱者有健脾、清熱、利濕作用，以此為輔，強化保肝作用。

▲陳皮

開運食譜

玫瑰冰糖扣肉

◎材料：

〔1〕五花肉一大片

〔2〕冰糖、2號糖、黑胡椒粉、花椒粉、味精、
　　 鹽、玫瑰花瓣香料

〔3〕大匙水、蒜末

◎做法：

先將五花肉煮熟、切片，再油炸過，泡在材
料〔2〕中醃40分鐘，再撈起排好，加入材
料〔3〕放入蒸籠，以大火蒸1小時即可。

★雨揚老師的叮嚀★

豬是虎的六合貴人，且呈相生格
局，多吃可補運；玫瑰能增強虎的
桃花運和財運，而冰糖能給虎幸福
的感覺，所以這一道養生餐能增進
虎的家庭運和財運。

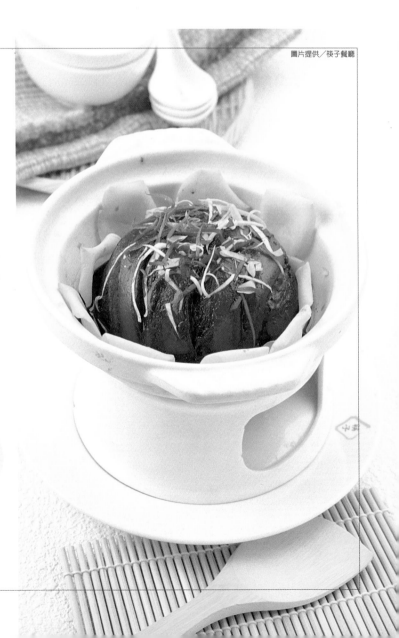

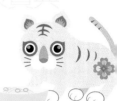

肖虎者的減肥養生

●●●● 懶人減肥：泡腳減肥法

　　腳由26塊骨頭組成，有33個關節、107條韌帶、19條肌肉，錯綜複雜地互相作用著，即使站著不動，為了保持平衡，腳的內部組織仍然不間斷地運動著。腳如此重要，可是一般人並未善待雙腳，腳行走時，會影響大腦、骨盆、心、肺、腎以及呼吸、消化、血液循環、神經、內分泌等系統的功能。腳部有6條經脈通過（膀胱經、胃經、膽經、脾經、腎經、肝經），有66個穴位，有72個與臟腑相連的感應點，這就是為什麼泡腳可以減肥，而腳底按摩可以治百病的原因。

　　中醫說「人之衰老始於足下」、「足衰則百病生」不無道理，泡腳可以減肥的原因在於促進局部血液循環，增進回心血流，加速廢物、脂肪排除，並能通經活絡，排汗排毒，對於靜脈曲張、下肢水分代謝不良也有改善的效果。此外還能疏肝解鬱、調理脾胃、緩解便祕、消除疲勞；由於有引熱下行的功效，所以也能幫助血壓下降、安定心神、改善失眠。

　　進行泡腳浴前應先洗淨雙腳，先泡五分鐘，待角質軟化，以毛刷除去污垢和角質，再修剪指甲，然後可以邊泡腳邊看電視或書報，或邊聽音樂。有香港腳者可滴幾滴茶樹和薰衣草精油，有抗菌功效；水分滯留者加入杜松子、迷迭香；風濕關節炎患者可加甘菊、檸檬；常抽筋的人加入馬喬蓮、橘；嚴重血液循環不良者則加些中藥汁，如當歸、川芎、白芍、田七和薄荷。

　　泡腳後最好稍做按摩和保養。以少量乳液加幾滴精油先擦腳部，使之滋潤，利於推按，自覺腫脹處可用拇指多按壓幾次，覺得特別痛的地方，先輕

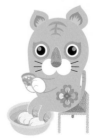

小妙方

◆進行泡腳減肥的同時，最好喝些薏仁湯或吃薏仁飯，它可以代謝全身滯留的水分，能除濕也能保濕（感到意外嗎？薏仁可以除去細胞與細胞的間液，而保留細胞膜內的水分），還有美白、利尿、排便的好處。此外，再搭配無糖果汁或醋，更能穩定瘦身成果，不再復胖。

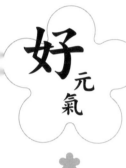

按後加重力道,直到愈來愈不痛,甚至按後感到輕鬆為止,表示血淤氣滯處都消失了,代謝正常,自然不會囤積脂肪。一週至少進行一次,數月以後,百脈暢通、神清氣爽,每月約可瘦1～2公斤。

●●● 按摩減肥

肖虎者,五行屬木,屬陽,想要擁有健美的身心,虎兒可以將重點放在雙手的按摩,尤其是常需使用手部的人,例如:從事電腦行業者、文字工作者等長期造成手部勞累、不舒服而影響工作效率的人。手部穴道雖不多,但是可以解除手部痠麻與疲勞,所以十分重要。虎兒實事求是的個性,十分在乎工作績效,手常感到痠麻,想要保持手腳敏捷,最好時時按摩手部。放鬆雙手對虎族來說,是放鬆身體最重要的一部分,工作之餘,別忘了甩甩捏捏手臂,平常就要懂得保養,多做手部按摩,可搭配精油,效果更好。為使按摩達到理想效果,雙手要保持溫暖、專注、靈活、有勁和柔軟,並要經常練習,建立自信,增進按摩的範圍和創造力。

首先,將雙手掌互相摩擦發熱生電,以右手的手掌去循環摩擦左手的手背36次;再將雙手掌互相摩擦發熱生電,以左手的手掌去循環摩擦右手的手背36次。然後做手腕轉動循環摩擦健身法:將雙手掌指互相摩擦發熱生電,以右手握住左手的手腕轉動摩擦36次;再將雙手掌互相摩擦發熱生電,換左手握住右手的手腕轉動摩擦36次。減肥者不妨常甩動與按摩手部,有利於減肥與養生。

●●● 減肥食物

虎,五行屬木,減肥食物不妨選擇荷葉茶、菠菜和芹菜。

◎荷葉茶:味甘、微苦,性平,不但是清熱解暑佳品,常飲用還能減輕體重。

◎菠菜營養豐富,能分泌一種激素,可促進消化,其纖維素較軟滑,有利腸壁蠕動,排出廢物、細菌、膽固醇等,對於瘦身有不錯的療效。

◎芹菜也是虎兒不錯的減肥食物,含有大量的纖維素,能促進胃腸蠕動,促進大便排出

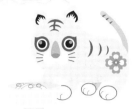

和降低血中膽固醇，是減肥的健康食品。

　　◎建議在中午十一點到一點或是晚上七點到九點進食減肥餐，可以加強助力，輕鬆自在達到減肥效果。

　　◎建議減肥食譜：芹菜銀芽

肖虎者的運動養生

　　虎，五行屬木、屬陽，春夏兩季最適合接近大自然，享受日月精華及芬多精的滋潤，如：爬山、森林浴有益身心健康；秋冬兩季則適合練習吐納，學習用腹部呼吸及練瑜珈，可舒暢筋骨、氣血，改善淋巴循環，幫助新陳代謝。體質虛弱的人，配合太極拳或元極舞能改變命運、個性，創造良好磁場。

●●　瑜珈能減肥，還能預防成人病

　　瑜珈可以輕鬆減肥，過胖是導致心臟病、糖尿病等成人病的主要原因。中老年人由於身體新陳代謝功能下降，贅肉很容易在腹部或其他部位堆積，因此，有很多人年輕的時候怎麼吃都不胖，卻隨著年齡的增長，贅肉堆積，不知不覺就胖起來了，但是，若為此就拚命節食，反而會導致營養失調，有損身體。瑜珈能減肥，又有預防成人病的效果。美國等地初步研究發現，瑜珈術有減輕壓力的功效，也能夠改善氣喘、背痛、關節炎等症狀。運動瑜珈是艱苦的「體能磨練」，通常會讓人滿身大汗；「治療瑜珈」則側重呼吸、靜坐等技巧，這些技巧有安定人心、增進肺活量、降低壓力等功效，對失眠、多重硬化症等疾病頗有療效。其實瑜珈就是精神的修養與肉體的訓練，再配合正確的飲食及生活習慣，要有完美的窈窕曲線並不是件難事。

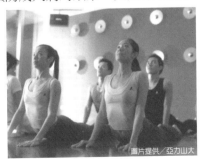
圖片提供／亞力山大

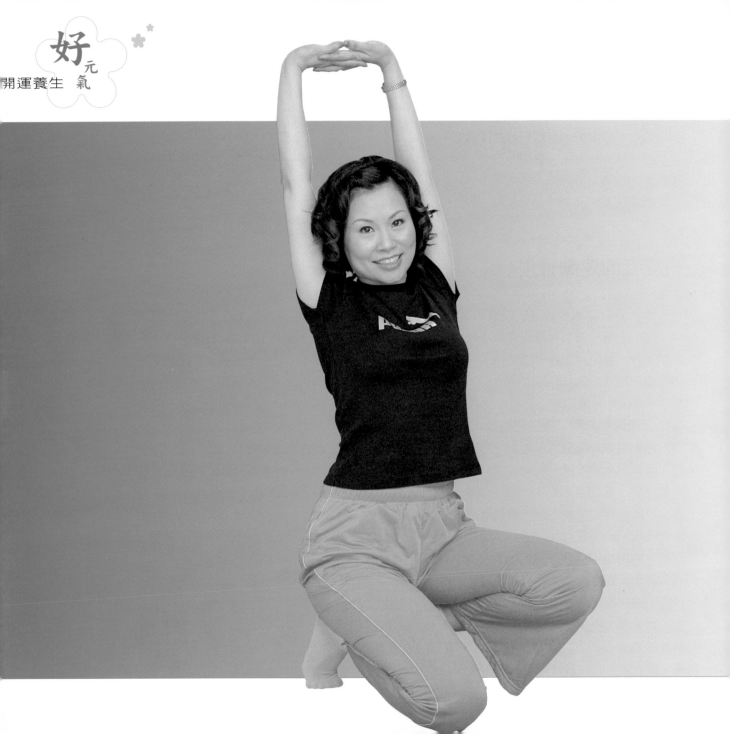

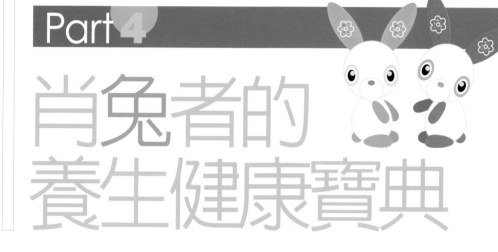

Part 4

肖兔者的養生健康寶典

肖兔者的養生觀

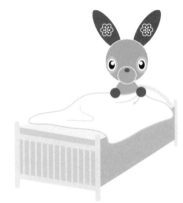

●●●多吃綠色食物，少熬夜莫勞累

屬兔的人喜歡思考，亦善於思考，且天資聰明、反應快，充滿美感和藝術氣質，對於美的人事物特別有鑑賞力，是天生的藝術家、設計家。在體能方面，更是充分顯現靜如處子、動如脫兔的爆發力。屬兔的人姿態高貴優雅，喜歡享受生活，愛熱鬧、喜歡交友，尤其是吃喝玩樂方面，更是不惜花費金錢、時間、體力來享樂，許多肖兔的人為了龐大的開銷而努力賺錢，因此，為了生活而忽略健康的兔兒比比皆是。

根據生肖兔的屬性為「木」和陰陽五行的推衍，屬兔的人先天體質是比較弱的，一不小心就容易患上一些時令或是流行疾病，像感冒、腸胃炎等，因為肖兔的人對氣溫調節的變化適應力較低，不妨在生活上多調解，多食補、多運動才能夠有健康的身心。

屬兔的人追求一種平靜穩定的生活，不喜歡投機與冒險，當面臨困難時，易陷入不安與缺乏自信，對壓力的紓解較欠妥善，所以容易因為精神緊張而患頭痛、胃病、失眠、心悸等毛病。此外，肝臟系統也是肖兔的人較脆弱的部分，最好不要太勞累，或是長期的熬夜，平常應該多吃綠色食物，以及海帶、髮菜，對身體的幫助是很大的。海帶能夠消除脂肪，防止動脈硬化，減少動物脂肪在心臟血管以及腸壁上的囤積，因而能防止心臟病和高血壓，對減重也有很好的效果，而髮菜可以整腸、促進新陳代謝，也是想減重的人最理想的食物。

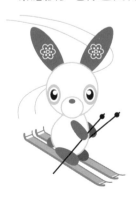

優雅的兔兒最適合的運動，以舞蹈、滑雪、溜冰等為主，青少年朋友除了舞蹈跟溜冰之外，滑板和體操等姿態優雅的運動，都能夠讓兔兒的丰采發揮得淋漓盡致；而年紀稍大的兔兒，可學習呼吸吐納之道，練氣功、外丹功，或是打太極拳都是不錯的選擇，公園和校園都是最好的去處，不但安全，亦可增強木的能量，讓健康加分。

肖兔者的養生食療

　　肖兔的人五行中屬「木」，根據生肖和陰陽五行的推衍，水生木，本身屬性「木」的食物，或是相生「水」的食物，都可以多吃，是肖兔的人提升健康能量與強化活力的泉源，除供給多種營養素外，吃對蔬果還可以治療一些疾病。屬性「木」的食物，例如：韭菜、茼蒿、菠菜、香菜、蕹菜（空心菜）、菜豆、大蔥、莧菜、薺菜、毛豆、油菜、萵苣、青蘋果、奇異果、檸檬、柚等綠色蔬菜。相生「水」的食物，例如：芝麻、香菇、黑木耳、髮菜、葡萄（黑）、黑棗、栗子、海帶、黑豆、藍莓等深色食物，都是屬兔的人健康養生蔬果的最佳選擇。

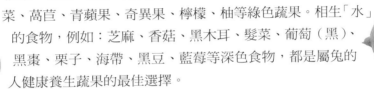

養生蔬菜

●●● 菠菜、蕹菜是肖兔者的最佳養生選擇

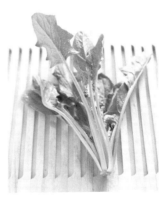

　　◎菠菜營養豐富，蛋白質含量高於其它蔬菜，並含有相當多的葉綠素，尤其維他命K是葉菜類中含量最高的，且多含在菠菜根部，能用做鼻出血、腸出血的輔助治療劑。菠菜雖含豐富的鐵，但不易為人吸收，其補血之理由與其中含豐富的胡蘿蔔素、抗壞血酸有關，其胡蘿蔔素含量比黃胡蘿蔔還高，抗壞血酸比番茄還高，兩者對身體健康和補血都有重要作用，並有預防感冒及抗癌作用。此外，菠菜還能分泌一種激素，可促進消化，其纖維素較軟滑，有利腸壁蠕動，能排出廢物、細菌、膽固醇等，對慢性胰腺炎、便祕、痔瘡、防止膽固醇、防止冠心病都有不錯的療效。

　　【注意事項】菠菜稍嫌寒滑，如有夢遺、早洩及婦女月經過多、夜尿頻頻者則少吃為宜，患有慢性腸炎者多吃可能加重腹瀉。

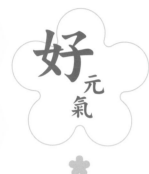

◎蕹菜（空心菜）雖被一些人看做是粗菜，但營養成分豐富，含鐵量不亞於菠菜，維他命C是番茄的八倍，鈣含量比番茄高十二倍，近年還發現其含有類胰島素成分，很適合糖尿病患者食用。空心菜也是治療多種疾病的良藥，中醫認為蕹菜性微寒，味甘，具有清熱涼血、潤腸通便、祛口臭、消腫解毒等功效。在臨床上取蕹菜搗汁，可解毒菇中毒、木薯中毒、亞硝酸鹽中毒、無名腫毒、毒蛇毒蟲咬傷、砒霜中毒，也因此很多人服用中藥時不吃空心菜，就是怕它會解掉中藥藥效。

【注意事項】蕹菜性略寒涼，體質虛弱及服後易小腿抽筋者不宜多食。

養生水果

●●●●酪梨、柚是肖兔者的最佳養生選擇

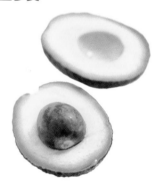

◎酪梨的營養很高，有豐富的蛋白質、脂肪，β胡蘿蔔素、維生素B群、C、E、必需脂肪酸與多種礦物質，但卻不含一點糖分。熟透之酪梨雖然鬆軟，卻不含澱粉，醫學界非常推崇它，糖尿病患者很適合食用，且有防止動脈硬化的食療效果。酪梨被認為可以美膚養顏、抗老化，酪梨牛奶更被視為美容聖品，這和它所含有的營養有關，牛奶不但可以補充良質蛋白質，更是提供全方位營養的食物，這些都是皮膚維持健康所必需的，也是很好的早餐或點心。

【注意事項】酪梨牛奶的熱量和脂肪不低，500cc酪梨牛奶大約有三百多大卡的熱量，而且這些熱量多半是由脂肪提供的，所以需要控制體重及需要限制脂肪攝取的人應特別注意。酪梨雖好，但性寒不宜多吃，胃寒、產婦、寒嗽及脾虛泄瀉者均不宜食用。

◎柚（柚子）為芸香科植物柚的成熟果實，鮮品去皮食肉，本品味甘酸，性寒，有開胃健脾、解酒功效，可用來治食少、口淡、消化不良及傷酒等症，常吃柚有健胃、潤肺、清熱、解毒、止咳、化痰等功效。柚維生素P含量較高，有益於心血管病及肥胖症患者；類胰

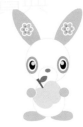

島素成分有降低血糖的作用；柚子所含的枸橼酸能恢復人體疲勞。

【注意事項】柚子雖好，但屬寒性水果，不宜一時食用過多，腸胃偏寒及腹瀉的患者不宜食用。

養生中藥及湯品

以香附為主，紅棗、綠豆、杜仲為輔，綠豆湯是平時養生的絕佳湯品。

◎香附：性平，味辛，可治肝胃不和、月經失調，是很好的鎮痛、抗炎藥方。

◎綠豆湯：綠豆含有豐富的蛋白質、碳水化合物、鈣、磷、鐵、維生素A、B、C。有清熱解毒的功能，可治療瀉痢。

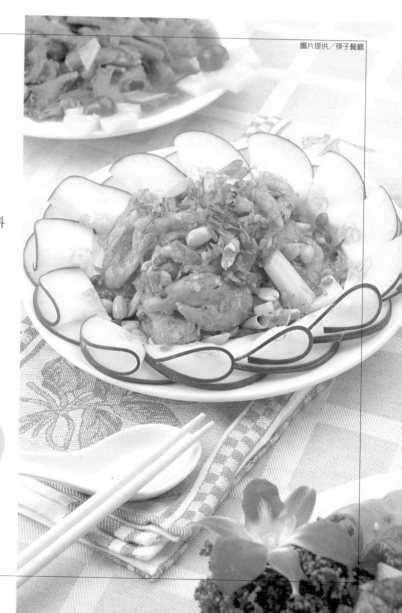

開運食譜

醬爆蝦（醬爆五味蝦）

◎材料：

〔1〕蝦子15尾

〔2〕小辣椒、蒜末、蔥段、胡椒粉

〔3〕花生

◎做法：

把蝦沾粉油炸至酥，用2/3匙油炒香材料〔2〕，入蝦拌炒，再下花生翻炒一下即可。

★雨揚老師的叮嚀★

蝦給兔十足的動力，且五行相生，多吃可補運；辣椒能促進兔的快樂元素，蔥段促進兔的能量，花生強化兔的財運，所以這一道養生餐能增進兔的健康運、事業運和財運。

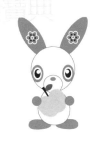

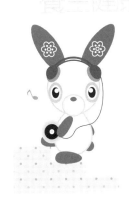

肖兔者的減肥養生

●●● 懶人減肥：爬樓梯減肥法

這個減肥方式既輕鬆又有趣，除了能減重，還能瘦小腹、提臀、美化腿部線條，看似簡單，箇中學問很大。祕訣在於全身力量平衡在雙腿，速度不能太快亦不能太慢，要配合呼吸並保持節奏感，如果能戴上隨身聽更棒。此外，抬頭挺胸很重要，絕對不能彎腰駝背，否則功虧一簣。

剛開始先從低樓層練習起，踏穩每一個階梯，並計算時間，再逐步挑戰較高樓層。循梯而上，其實有點像爬山，因此會有臉紅心跳、氣喘如牛的情形，練習一個月後，以一般人的體能，輕鬆爬上七樓到十樓是很可能的。現在上班族很少有運動時間，如果一天能爬四次樓（上班、午飯、回家、外出），也算運動到了（聊勝於無）。我家住二樓，所以我每次先爬到頂樓七樓，然後再下樓回家，多年以來，練就一身臉不紅、氣不喘的功夫，而且唱歌時肺活量很好，從未因年齡增長而覺丹田氣虛。不過，要注意膝蓋的保養，如果覺得膝蓋怪怪的，應停止一段時間；爬樓梯時如發現頭暈現象，那是腦中缺氧，很可能樓梯間通風不良，也可能是沒吃早餐、血糖太低的原因，含幾顆巧克力糖在嘴裏，可立刻改善。平時多喝生脈飲（麥冬、人參、五味子）可以讓你健步如飛；膝蓋無力，用六味地黃丸保養，到老仍是一尾活龍！

爬樓梯後體溫、血壓會稍微上升，這是正常現象，可喝些清熱降火的綠豆湯慰勞自己。如果能再搭配一餐水果餐，減重效果更棒！找幾個同伴一起進行這項活動，會使你的人際關係更好。

●● 按摩減肥

肖兔者，五行屬木，屬陰，東奔西跑、愛玩又愛熱鬧的兔兒，最容易在足部產生痠麻，甚至發生水腫與脂肪囤積的現象，可將按摩的重點放在足部按摩，對於肖兔的人幫助很大。足部按摩可消除一整天足部所承受的壓力外，還可以消減足部的脂肪與痠痛，尤其是手腳冰

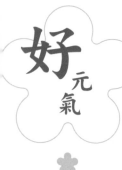

冷的人，或想要改善頭熱腳冰的體質的人，都可藉由足部按摩來改善體質，不但可使足部末梢神經放鬆、靜脈血液回流、帶動下半身的循環，還有助於全身循環達到平衡。想要健康美麗的兔兒可不能懶惰哦！每天花個十幾分鐘按摩足部，最好先用溫水泡腳，並配合精油按摩，效果更好。完成足部按摩的動作，有利於足部的血液循環與減輕壓力，對減肥有不錯的功效。

提醒你

◆足底按摩的功效的確很好，但有一點要提醒大家注意，那就是並不是所有人都適宜做足底按摩。根據醫生的建議，內臟出血、皮膚出血者、心臟病、高血壓患者，以及月經期、妊娠期婦女，都不宜進行足底按摩。

●●●●減肥食物

兔，五行屬木，減肥食物有生菜、冬瓜。

◎生菜因含有豐富的水分及大量纖維質而成為瘦身食物，生菜以綠葉最富有營養。

◎冬瓜是兔寶寶最愛的減肥食物了，含維他命C甚多，是種鈉低鉀高的蔬菜，不含脂肪，並含丙醇二酸，對於減肥大有益處，肥胖者不妨多食。

◎建議在早上五點到七點或是晚上七點到九點進食減肥餐，可促使用餐愉快，輕鬆達到減肥效果。

◎建議減肥食譜：蠔油生菜

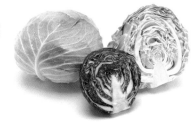

肖兔者的運動養生

兔，五行屬木，屬陰，最適合筋骨伸展運動，特別是輕柔轉動頸部、頭部、四肢及腰部。此外，戶外運動也是兔子的最愛，尤其是一片綠草如茵的球場最是兔子們較勁的好地方，打打高爾夫及乒乓球等，對兔子而言動靜皆美。體質虛弱的人即使到郊外踏踏青，例如到擎天崗或清境農場走走，都能達到樂觀開朗的自信，為美好前途踩下根基。

肖兔者的
養生健康寶典

●●● 小白球男女老幼皆宜，鍛鍊身心兼減肥塑身

　　高爾夫一貫被認為是紳士的運動，其實，它對女性也同樣適合，優美的場地環境、適中的運動量，讓你的身心都得到了鍛鍊。適合人群從8歲到80歲的人都可以，但它更傾向於有耐心和頭腦靈活的人，不過，它也可以使你變成有耐心和頭腦靈活的人。這項運動是和散步緊密結合在一起的，在一個18洞的球場裏，你走路的距離會達到6～8公里，揮桿的動作有助於你身體的伸展；此外，美麗的球場更會使你心情舒暢，最重要的是，這項運動幫助你脂肪燃燒值約270大卡/小時，一局的時間約為3小時，所以可以燃燒掉810大卡的熱量，達到減肥塑身的效果。總而言之，高爾夫是終身受益的運動，而且在每次的練習中都會有不同的感受；而它迷人之處是在每個階段都會有不同的成就感，所以高爾夫值得也需要下功夫研究。

●●● 打乒乓球改善體態，增強心肌收縮力兼訓練關節

　　體育運動也可為近視眼的治療助一臂之力。打乒乓球最值得提倡，對於增加睫狀肌的收縮功能很有益，視力恢復更明顯。微妙之處在於：打乒乓球時，眼睛以乒乓球為目標，不停地遠、近、上、下調節和運動，不斷使睫狀肌放鬆與收縮，眼外肌也在不停地收縮，大大促進眼球組織的血液供應和代謝，因而能行之有效地改善睫狀肌的功能。打乒乓球還可訓練全身肌肉，同時也可以訓練耐性，改善體態，訓練關節的協調與敏捷度，對於正在發育的青少年，還可以促進骨骼的發育，長高又健身。打乒乓球可增強心肌收縮力及心臟負荷能力，還可使全身的血液循環加速新陳代謝，並藉由排汗及補充大量的水分後排尿，來排除體內有害廢物，體內清潔後皮膚就會更有光澤及彈性，不但可以促進身體健康，也能幫助我們紓解心理壓力及不愉快的情緒，使睡眠品質更好，塑造美好的體態。

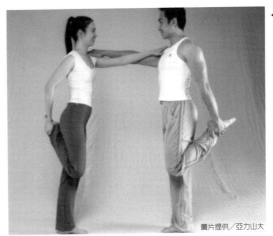

◀ 肖兔者最適合筋骨伸展運動。

圖片提供／亞力山大

63

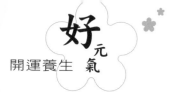
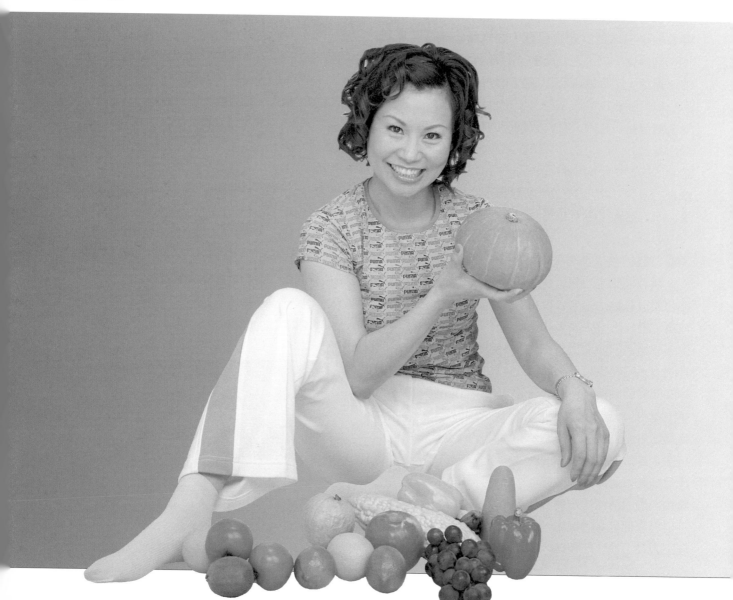

Part 5

肖龍者的
養生健康寶典

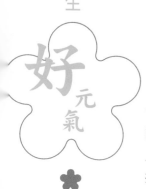

肖龍者的養生觀

●●●●飲食控制適當運動，保健康不怕變肥龍

屬龍的人有個人特殊風采，神祕又高貴，且心智成熟，很喜歡沉思，意志力堅強，對事情執著且十分專注，但是也十分固執，個性有時很急躁，也相當主觀，常聽不進別人的建議，對身旁的人牢騷不斷，身為他們的親友，除了要有耐心之外，還要忍受他們叨唸，因此，屬龍的人雖然口才好，且能言善道，但「言多必失」，小心話說多了必有不慎之處，易招小人是非，還要小心易有喉嚨的毛病。

因為與生俱來的好體質，加上精力旺盛、神采奕奕，使得屬龍的人不容易生病，就算是生病也能很快痊癒，但是由於生肖體質的關係，原本健美的身材在中年之後一個不小心就有可能成為一條肥龍，因此，飲食的控制與持續的運動就成了龍兒的重要課題。

根據生肖龍的屬性為「土」以及陰陽五行的推衍，屬龍的人容易患的疾病有腸胃病、胃潰瘍、便祕、口角炎、暗瘡、喉嚨發炎等，雖然龍族們不容易生病，但要小心病從口入，飲食不保養，一生起病來就是大病，所以平時的養生對龍族們相當重要。平時可以多吃偏紅紫色的葡萄來補血，多吃紅蘿蔔來補氣，此外常喝山楂茶可以幫助消化，消除油膩，還可以保持窈窕美麗。

屬龍的人最好的運動是游泳，不但可以強身，還可以消除肌肉痠痛及運動傷害，最重要的是，可以擁有均勻的身材，消除難看的小肚肚。不喜歡或不會游泳的龍兒，可以到郊外瀑布旁吸收陰離子，會讓精神為之煥發，且在到達瀑布前的散步有助於腸胃的代謝。上班族平時吃午飯最好多走幾步路，一兩條街的步行是最適合的，千萬不要因為貪圖近距離，而使自己成為中廣身材。

肖龍者的養生食療

　　肖龍的人五行中屬「土」，根據生肖和陰陽五行的推衍，火生土，本身屬性「土」的食物，或是相生「火」的食物，都可以多吃，是肖龍的人提升健康能量與強化活力的泉源，除供給多種營養素外，吃對蔬果還可以治療一些疾病。屬性「土」的食物，例如：春筍、芹菜、金針、番茄（黃）、黃瓜、馬鈴薯、大豆、生薑、花生、蘑菇、蠶豆、鳳梨、香蕉、柑、橘、橙、西瓜（黃）、楊桃、枇杷、木瓜、芒果、黃椒、牛蒡、甘藷、人參、玉米、香吉士、百香果、龍眼、枇杷、榴槤等。相生「火」的食物，例如：番茄（紅）、茄子、南瓜、胡蘿蔔、辣椒、雪裏紅、山藥、芋頭、山楂、紫菜、紅菜、紅椒、紅豆、枸杞、蓮霧、水蜜桃、火龍果、紅毛丹、鮭魚、螃蟹、蝦子、龍蝦、豬肝、鴨血、豬血等，都是屬龍的人健康養生蔬果的最佳選擇。

養生蔬菜

胡蘿蔔、黃豆是肖龍者的最佳養生選擇

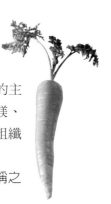

　　◎胡蘿蔔含有多種氨基酸和酶，以及人體必需的許多礦物質，如鈣、磷是組成骨骼的主要成分，鐵和銅是合成血紅素的必備物質，氟能增強牙齒琺瑯質的抗腐能力，其它如鎂、錳、鈷等對酶的構成及蛋白質、脂肪、維生素、醣類的代謝等都有重要作用。胡蘿蔔的粗纖維素能刺激腸胃的蠕動，有益於消化；所含的揮發油能增進消化，並有殺菌作用。

　　【注意事項】過量攝取胡蘿蔔，會使人的皮膚出現黃褐色素沉著，有點像黃疸病，稱之胡蘿蔔毒血症，雖然不至於要命，但有可能引起精神委靡、婦女閉經或不孕等。

　　◎黃豆中含豐富的卵磷脂，對增進和改善大腦功能很有助益；其纖維素既可通便，治習慣性便祕，預防腸癌發生，並能減少人體血液中的膽固醇含量，對防止動脈粥樣硬化有一定

作用；黃豆的鈣、磷、鐵含量甚多，分別為豬肉的三十三倍、三倍和四倍多，對發育中的兒童、易患骨質疏鬆的老人及缺鐵性貧血患者極為適宜，此外，還含有鉀、鈉等元素以及多種維他命，尤其維生素B群特別豐富，這些都對身體健康很有益。

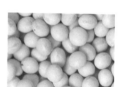

【注意事項】黃豆雖好，但食用應適量，黃豆中的碳水化合物在體內較難消化吸收，易引起腸脹氣、消化不良，慢性胃腸疾病或嚴重便祕的病人應盡量少吃，正常人也不應食用過多。黃豆有抗胰蛋白酶，能降低黃豆中蛋白質的吸收利用率，還有血球凝素，會使血液異常凝固，嚴重者可引起血管的阻塞，加熱後這兩種因子即被破壞，消化吸收率隨之提高。黃豆也含有大量嘌呤鹼，會加重肝、腎代謝負擔，當肝、腎有疾時，宜少吃或不吃，痛風和尿酸高的人，則應禁食黃豆及其製品。

養生水果

●●●● 紅葡萄、楊桃是肖龍者的最佳養生選擇

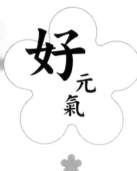

◎葡萄營養豐富，含糖量極高，可達20～30%，並易為人體吸收，還含有酒石酸、草酸、檸檬酸、蘋果酸等。其果酸能幫助消化，中和胃酸，健脾開胃；鐵和鈣的含量也高，製乾後含量更高，為婦幼及貧血者的滋補佳品；其中的礦物質、維他命和氨基酸對神經衰弱及過度疲勞頗有助益。葡萄製成酒後，因含較多維生素、礦物質及氨基酸，並處於醇溶狀態，故有頗好的強身滋養作用，在酒中加入中藥，效果更好。葡萄乾除能補氣血、暖腎外，對心肌有營養作用，甚有益於冠心病人的康復。

【注意事項】李時珍語：葡萄多食「令人煩悶，眼澀滯發暗」，因含糖量高，便祕者最好少吃。

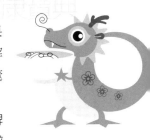

◎楊桃含豐富的檸檬酸、蘋果酸、蔗糖、果糖、葡萄糖及維他命A、C和草酸鹽等，果實表面色青黃，可生吃或作蜜餞食。楊桃味甘而酸，能清熱、生津止渴、下氣和中、利水解毒，可治風熱咳嗽、咽喉痛、小便不利、口瘡、熱病煩渴、瘧母痞塊（瘧疾反覆不癒，引起肝脾腫大）等。

【注意事項】楊桃因性寒涼，肺寒咳嗽、痰白而多者不宜多食。脾胃虛寒者、大便溏者宜少吃。一般人亦不宜過食，否則冷脾胃、動泄瀉（瀉痢）。

養生中藥及湯品

應以黃耆為主，搭配當歸、黨參、蓮子，平時則可多喝蓮子湯。

◎黃耆：味甘，性溫，可補虛益氣，有促進血流的功能，還能提高免疫力，增加吞噬細菌的功能。

◎蓮子湯：蓮子味甘，性平，含有豐富的澱粉、蛋白質、脂肪及碳水化合物，有補中益氣、安心養神之功效，可單獨煮湯或與人參一起用蒸鍋蒸半小時飲用。

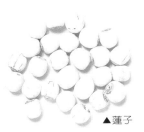

▲蓮子

69

開運食譜

百合宮保雞丁

◎材料：

〔1〕雞腿一隻切丁

〔2〕醃醬油、酒各少許

〔3〕乾辣椒段、蔥段、蒜末、花椒粒、醬油、
味精、酒、糖色、糖、番茄醬、百合

〔4〕香油、白醋

◎做法：

用油先把雞丁加材料〔2〕炒熟盛起，再用餘油炒材料〔3〕後入雞丁拌炒，勾薄芡，最後下材料〔4〕即可。

★雨揚老師的叮嚀★

雞是龍的六合貴人，且呈相生格局，多吃可補運；辣椒強化龍的貴人運和考運，而蒜末、花椒粒和糖豐富龍的人際關係，所以這一道養生餐能增進龍的貴人運和考運。

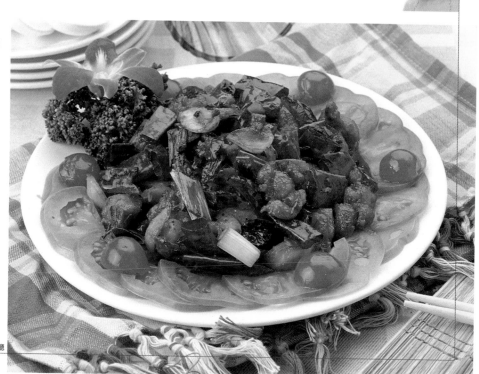

圖片提供／筷子餐廳

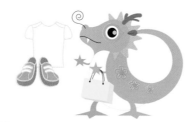

肖龍者的減肥養生

●●●● **懶人減肥：逛街減肥法**

　　逛街有許多樂趣，尤其透過櫥窗設計，可以瞭解時下流行的資訊，對於增廣見識、活化新知很有幫助，它有點像散步，卻比散步有更多的新鮮感和豐富性。逛街時要有計畫地設計路線，例如從某一家書店逛到另一家書店，或從某一家百貨公司逛到另一家百貨公司。逛街過程中只看不買，否則就失去逛街減肥的意義了，因為你很可能買了太多太重的物品而被迫提前打道回府。此外，準備一雙舒適的多功能鞋和一件吸汗的棉衫，更利於堅持此項活動。

　　如果你既懶又不能持之以恆，那麼你最好找同伴一起挑戰此項任務，每週設計一組路線，沿路比較，以筆記下路線或帶相機記錄亦可，走累了可以稍事休息，喝點飲料，最好是自備的茶水，如熱的烏龍茶最好，因為走路一段時間後才會流汗，而熱茶可幫助加溫排汗，增加成就感。逛街時雖然穿著舒適隨意，但走路姿勢卻不可隨便，仍要注意挺胸縮腹，才有效果，好像在訓練美姿美儀那樣，確實掌握要領，不可馬虎了事。

　　逛街時要配合少量多餐，每一次進食量都少少的，但餐與餐之間可以吃些點心，保持血糖穩定與心情平和，此外可搭配刮痧，能使減肥效果更好，而且不會復胖，每週逛街一次，每月可瘦3～4公斤。

　　刮痧有利血液循環，促進代謝，將毒素和廢物從體內排出，尤其有便祕習慣的人，用刮痧板或瓷製湯匙在雙手手心中心凹處以順時針方向刮整個手掌心，此處是大小腸反射區，能幫助腸胃蠕動，促使宿便、毒素排出體內，刮痧前後喝一些熱的烏龍茶，效果更佳；嚴重的人再刮肚前周圍，同樣是以順時針方式並稍加按摩，能消除頑強、難減去的腹部脂肪。如果是因為身體虛弱致腎氣不足引起的便祕，則加刮腳掌心，有立竿見影的效果。

●●●● **按摩減肥**

　　肖龍者，五行屬土，屬陽，腹部可說是屬龍者最重要的部分，也是最容易有毛病的地方，因此，常見胃腸方面的毛病以及腹部脂肪的囤積，這些都是大部分龍族的困擾。腹部按

好 元氣

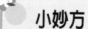

摩的功效在治療消化不良、脹氣及便祕，配合瘦身精油有減肥塑身作用，因此，常常按摩腹部，不但有益健康，幫助瘦身，還可以消除龍族的緊張情緒。按摩腹部時，雙手應該盡可能輕柔且慢慢地小心接觸，尤其是腹部特別脆弱，保護著重要的器官，更需要溫柔對待。開始按摩前，先確定自己放輕鬆了，再進行按摩。按摩可促進呼吸，讓氧氣活化腹內重要的器官，促使身體舒暢，進而排廢氣，達到減肥瘦身的功效。

小妙方

◆圓圈式按摩是推拿腹部的基本動作，適於接觸敏感的部位，對龍族而言，不但可以消除腹部神經緊張，還可以幫助消化。
一開始時，用雙掌以順時鐘方向轉大圓圈，愈靠近腹部中央時，圓圈愈小，然後再往腹部外圍畫大圓圈。抬起右手，讓左手在下面轉出完整的圓，右手在下半圈時順落回身上。尤其是別人幫你按摩時，這種按摩有催眠效果哦！

●●●減肥食品

龍，五行屬土，減肥食物可選擇山楂茶、辣椒與黃瓜。

◎山楂茶味酸、甘，性溫，富含鈣、維生素C、檸檬酸等，有消食化積、降低血脂、防治動脈硬化等功用，常沖泡代茶飲，有助於減肥。

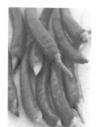

◎辣椒也是不錯的選擇，它含有較高的蛋白質、維他命C、B2、胡蘿蔔素、碳水化合物、硫胺素、菸鹼酸、辣椒鹼及鈣、磷、鐵等。辣椒含辣椒素等辛辣成分，及辛辣紅素等，能刺激唾液腺及胃腺分泌唾液、胃液，幫助消化，促進食慾。辣椒素還能抑制脂肪的積聚，有一定的防止肥胖作用。

◎黃瓜含有相當豐富的鉀鹽、一定數量的胡蘿蔔素，以及維生素、醣類、鈣、磷、鐵等礦物質，有除熱、解毒、治煩溫、咽喉腫痛等效果。此外，多吃黃瓜也可以減肥，還有降低膽固醇的作用。

◎建議在上午七點到九點或是下午五點到七點進食減肥餐，有助於輕鬆快速達到減肥效果。

◎建議減肥食譜：辣椒炒魚乾

肖龍者的運動養生

　　龍，五行屬土，屬陽，春夏兩季最適合有氧拳擊、太極拳，能擊出胸中積壓已久的鬱抑悶氣，增強心肺功能。秋冬則適宜健行運動，加強腰膝力量，預防老化；體質虛弱的人可以多泡泡溫泉來改善體質。值得注意的是，屬龍的人腸胃多半不佳，運動前後的飲食問題要多注意，不可飽食後立刻運動，也不可以在飢餓狀態下勉強運動，運動貴在有恒，不在量多，只要能達到心跳加快、體溫上升、出汗的效果即可，最重要的是以自己的身體適能為標準，不必見賢思齊。

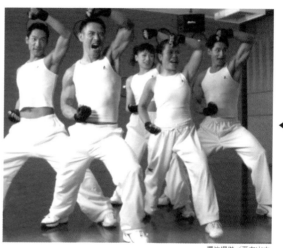

◀ 有氧拳擊能增強心肺功能。

圖片提供／亞力山大

●●●●剛柔並濟動靜雙修，太極拳強身又益壽

　　太極拳為中國人效法天地最根本生機，所創造出來的一套尚氣致柔的自衛及養生的武術。太極拳發展至今，由於自衛的需求減少了，所以大家看到的是人們在清晨進行緩和的伸展軀幹四肢，以獲得最多的氧氣（即外氣），來補充體內氧氣（即內氣）的養生運動。太極拳是根據易理演化，配合呼吸、意念、動作，而成為氣功拳術，以太極為中心，納八卦、五行之理法於拳術步法之中，剛柔並濟，動靜雙修，由技入道的一種武術，不僅有益於體魄之鍛鍊，更有助於精神之修養，不但能保健強身，還能養生益壽。醫學研究證明，正確長期打太極拳可以延緩老化，有助維持平衡，較不易跌倒，還能提高心肺耐力，增強免疫系統，更有減肥功效。由於太極拳追求健康塑身、快樂長壽，幾乎沒有運動傷害，是一種安全有效的健身塑身運動，十分適合各種年齡層。

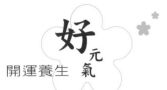

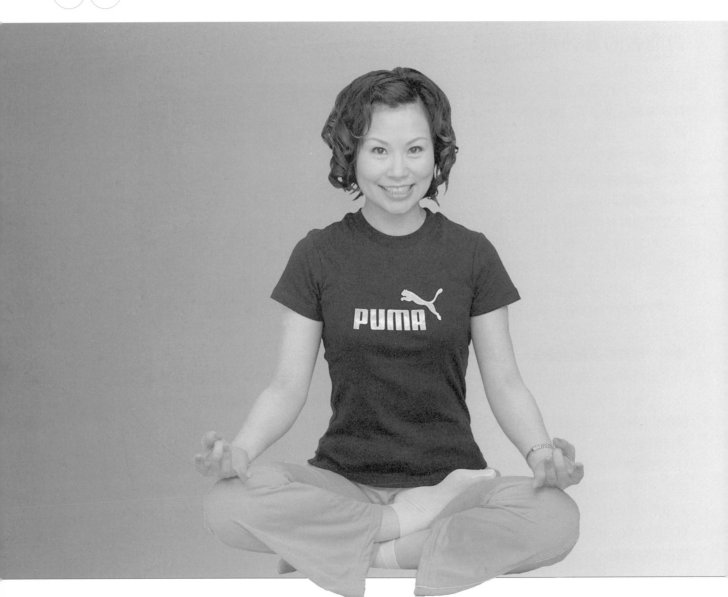

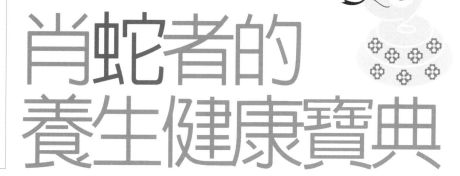

Part **6**

肖蛇者的
養生健康寶典

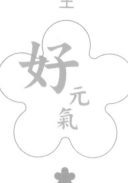

肖蛇者的養生觀

●●●○內分泌失調最嚴重，調適身心刻不容緩

　　屬蛇的人有豐富的感情與同情心，很容易動情，不但精力旺盛，有超凡的耐力，也很能吃苦，做事踏實，只要下定決心的事，就會勇往直前，堅持自己的夢想，不會半途而廢，這樣的精神是屬蛇的人最終能成功的原因，也值得大家效法。

　　但是就如同蛇的形象，屬蛇的人疑心病重，常有不安全感，自我保護色彩也重，凡事抱著懷疑的態度，給自己增加很多的困擾，而且情緒變化大，然而身心總是一體，常自尋煩惱，當然身體會感到吃不消。除了培養自信心及與人相處的信任感外，藉由養生食物的攝取與良好生活作息可以培養平穩的心情，也會帶來身體的健康。當蛇族的親友最忌說謊，愛他就不要騙他，因為這樣會讓他們沒安全感，更神經質。

　　根據生肖蛇的屬性為「火」和陰陽五行的推衍，對屬蛇的朋友而言，最常患的疾病除了心血管、小腸、血脈方面的毛病之外，就屬於精神官能症，以及最嚴重的內分泌失調，所以調適身心的壓力是刻不容緩的事。

　　針對蛇族的特性，他們可群居也可以獨處，可靜亦可動，可以選擇的運動項目較廣，建議最好的運動是登山、健行，或是練瑜珈，都是屬蛇的人不錯的運動選擇。平常可以多吃補血的紅棗和高鐵質的菠菜，山藥是最好的選擇。山藥可以補中益氣、滋肺固筋，且含有較多的纖維素，能夠預防心血管系統的脂肪囤積，保持血管的彈性，減少皮下脂肪堆積，能強身還能減肥。山藥也叫做淮山，在中藥店買得到，民間食補中的四神湯裏面，它是很重要的主角。

肖蛇者的養生食療

　　肖蛇的人五行中屬「火」，根據生肖和陰陽五行的推衍，木生火，本身屬性「火」的食物，或是相生「木」的食物，都可以多吃，是肖蛇的人提升健康能量與強化活力的泉源，除

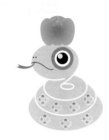

供給多種營養素外，吃對蔬果還可以治療一些疾病。屬性「火」的食物，例如：番茄（紅）、茄子、南瓜、胡蘿蔔、辣椒、雪裏紅、山藥、芋頭、山楂、紫菜、紅菜、紅椒、紅豆、枸杞、蓮霧、水蜜桃、火龍果、紅毛丹、鮭魚、螃蟹、蝦子、龍蝦、豬肝、鴨血、豬血等。相生「木」的食物，例如：例如：韭菜、茼蒿、菠菜、香菜、蕹菜（空心菜）、菜豆、大蔥、莧菜、薺菜、毛豆、油菜、萵苣、青蘋果、奇異果、檸檬、柚等綠色蔬果，都是屬蛇的人健康養生蔬果的最佳選擇。

養生蔬菜

●●●○茄子、大蔥、地瓜葉是肖蛇者的最佳養生選擇

　　◎茄子營養豐富，含有豐富的維他命P，含量不僅在蔬菜中最高，連一些水果都不及它。茄子所含的維他命E有提高毛細血管抵抗力、防止出血和抗衰老的功能；維他命P能增強毛細血管彈性和人體細胞間的黏著力，減低毛細血管的脆性，防止微血管破裂出血，因此茄子可說是強化血管的食物，對高血壓、動脈硬化、腦溢血、眼底出血、咯血、皮膚紫斑都有療效。茄子還含有水蘇鹼、膽鹼等，可降低血液中膽固醇的濃度，常食茄子對預防冠心病等有很大作用；其維他命B含量也高，有助於增強大腦和神經系統的功能，對增強記憶、減緩腦部疲勞甚為有益。紫茄中則含有較多的龍葵素，對治療消化系統的癌症有一定療效。

　　【注意事項】茄子性寒，但脾虛大便濕溏、中焦（腸胃）虛寒者則不宜多吃。

　　◎蔥含有多種維生素和礦物質，磷的含量較高，還含有微量胡蘿蔔素、硫胺素、尼克酸等，幾乎不含脂肪。由於不含脂肪，並含有前列腺素A，能降低血壓，舒張血管，對心血管有很好的作用，經常吃蔥，對減低膽固醇有益。此外，其所含的蔥蒜辣素揮發油，對多種病菌有抑制及殺滅作用，蔥汁內服可治赤白痢，用蔥汁或蔥白塗患處，或用蔥

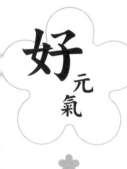

的水浸劑薰洗可治金瘡疔毒及皮膚的各種真菌疾病；其磷酸糖及蘋果酸能興奮神經系統，刺激血液循環，使汗腺及消化腺分泌，常用來發汗、治感冒；其維生素能促進發育，有利健康。

【注意事項】蔥的揮發性大，多食令人神昏，並易產生氣體，不可食過量，否則易產生脹氣和排氣，造成不快。因蔥有發汗作用，表虛多汗、陰虛有熱患者慎用。另外，生蔥不可與蜜、棗、犬肉、野雞肉同食，同蜜食易作下痢，及壅氣傷人。

◎地瓜葉也叫過溝菜、甘藷葉，含有豐富的維生素、葉綠素、礦物質、纖維素、單寧等等，這些營養可以去除血液中的三酸甘油脂，有減肥的效果，此外，也可降膽固醇，具有防治高血壓、退肝火、利尿等功效。

養生水果

●●●● 蘋果、柿子是肖蛇者的最佳養生選擇

◎蘋果營養豐富，含有多種維他命、蘋果酸、枸橼酸、鞣酸、纖維素、鉀、鋅、鈣、磷等。蘋果有止瀉及通便的雙向調節作用，因含鞣酸、有機酸等類物質有收斂作用，果膠、纖維素有吸收細菌及毒素的作用，所以能止瀉，纖維素也可促進腸子蠕動，同時有機酸亦有刺激腸道的作用，又能通便。其所含的鉀有利於過剩鹽分的排泄，對心血管有保護作用。常吃蘋果或飲蘋果汁，對高血壓患者有益，還能防止老化，保持細胞青春活力；鋅對增強記憶力有特殊作用，因此蘋果又有「記憶果」之稱。鋅也是性成熟的重要因素，吃蘋果對促進青少年成長發育十分有益；豐富的維他命B、C，對調節人體功能及防病有效（如癌症、感冒等），妊娠反應時吃蘋果可補充營養，防止因嘔吐頻繁所致之營養不足。蘋果之果膠能防止膽固醇增高，減少血糖含量，對降低膽固醇、治療糖尿病很有幫助。此外，蘋果還能預防和消除疲勞，並可凝過剩之胃酸，促進消化功能。

【注意事項】蘋果性涼，凡脾胃虛寒者不宜多吃。

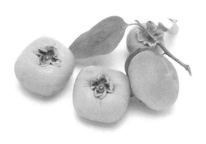

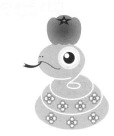

◎柿子的營養價值很高，含有蛋白質、澱粉、果膠、單寧酸、蔗糖、葡萄糖及多種維他命和礦物質，其中維他命C和糖分比一般水果高一至二倍，柿餅中的糖及蛋白質含量更多。柿子，味甘澀，性寒，能清熱去煩、強脾健胃、潤肺化痰、生津止渴、解酒等，對高血壓患者、痔瘡出血、大便乾燥者，有降壓止血的作用。小兒痢疾下血，可用柿子及紅糯米蒸成柿糕，好吃又治病。新鮮柿子含碘量高，甲狀腺腫大者多吃有益。

【注意事項】柿子性寒，且含大量單寧成分，易與胃酸形成沉澱，造胃柿石，所以不要空腹吃柿子，一次也不要吃太多，吃後最好不要再吃酸性食物，特別是胃酸較多和腸胃消化功能較差的人，更應注意。還有，不要與螃蟹同餐，蟹肉富含蛋白質，遇柿果中的單寧物質會凝結，不易消化，導致嘔吐、腹瀉、胃脘疼痛等。柿子含較多鞣酸，會妨礙人體吸收食物中的鐵，缺鐵性貧血患者不宜吃柿子。

養生中藥及湯品

可以桂圓為主，香附、山楂、紅棗為輔，山楂茶是最佳的養生湯品。

◎桂圓：味甘，性溫，有補益脾、胃、心、腎之功效，還能預防老年癡呆症和精神官能症。

◎山楂茶：山楂有健脾開胃、解酒、抗菌的效果，將山楂與茶葉放入茶壺中，倒入煮沸的開水中浸泡五分鐘後飲用，可幫助消化，但不宜飲用過量。

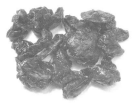

▲桂圓

開運食譜

筷子牛肉

◎材料：

〔1〕老油條半支

〔2〕味素、酒、糖、醬油、
　　糖色、番茄醬、蠔油

〔3〕番茄半顆切片、薑片、
　　蔥段、辣椒片

〔4〕牛肉3兩

◎做法：

先用油把油條炸酥，置於
盤中。再用餘油炒牛肉至
八分熟放置一旁，用油炒
香料〔2〕，再加牛肉和料
〔3〕拌炒，淋上油條即
可。

★雨揚老師的叮嚀★

牛是蛇的三合貴人，且五行相生，
多吃可補運；油條使蛇在事業上游
刃有餘；番茄助長蛇族的人際關
係，所以這一道養生餐能增進蛇的
事業運和桃花運。

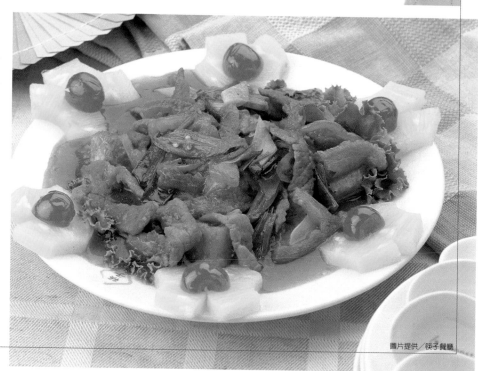

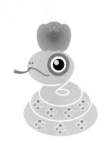

肖蛇者的減肥養生

●●●● 懶人減肥：跳舞減肥法

對於喜歡音樂的人來說，跳舞的確有益身心，又能減肥，而且愈跳愈有勁，一點也不覺得累，尤其若有同伴陪你，大家開心熱鬧還能暗中較勁，多了幾分表現的企圖心，促進排汗，燃燒熱能效果更佳。

早晨起床時刻對多數人來說是痛苦的，如果準備音樂鬧鐘，時間一到立刻播放你最愛的舞曲，保證這一天都會精神抖擻、神采奕奕。你可以輕鬆地隨著音樂運動，慵懶地起舞，從柔軟的伸展操開始一整天的活力。舞個三曲，瞌睡蟲早已不見了，取而代之的是輕快的步伐，愉快的心情，向鏡中的自己說「早安」！

運動貴在有恆，不在量多，貴在長期堅持某種活動，幫助身心平衡。有句經典名言說「凡事起頭難」，所以我們在訂定某些運動計畫時，應朝向簡單有趣的目標，而且每次進行時間不要太長，在失去耐性前結束是最明智的，就像說話說重點，留下耐人尋味的空間，如果凡事說盡了，說破了，那麼富含哲理的言語也變成索然無味了。

跳舞過後飢腸轆轆，你可別亂吃，建議配合營養豐富卻低脂肪的煲湯。煲湯裏放入人參、黃耆、枸杞、紅棗、山藥等中藥材，配合膠質豐富的牛尾或雞爪，以文火熬煮數小時，待冷卻後，將上層的油去除，再溫熱飲用，每次只喝一碗，在運動後補充熱量和蛋白質；若在飯前食用，能減緩進餐速度，且有飽足感，減少澱粉類的攝取，兼具營養和美味，且能減肥。下肢浮腫、水分代謝不良的人，再搭配紅豆湯食用更佳，只是紅豆湯要盡量減少用糖量，每次以一碗為宜。

每天清晨跳舞的人，每月可瘦3～5公斤，而附加價值則是擁有曼妙的身材和自信快樂的心情，對於事業運和桃花運特別有幫助。

●●●● 按摩減肥

肖蛇者，五行屬火，屬陰，蛇族容易神經緊張，肩部與頸部的按摩格外重要。藉由肩頸

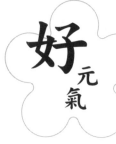

的按摩，可以解放壓力，還可以舒緩緊張的情緒。肩、頸的按摩功效主要是緩解疲勞、治療頸椎病及肩頸綜合症，緩解背部沉痛。對大部分的蛇族而言，常會有肩胛痠緊與脖子僵硬的毛病，可經常藉由簡單的按摩來讓身心放鬆，進而達到減肥的功效。最好是由親密的愛人幫你按摩，可以增進夫妻之間的生活情趣，達到更好的效果。首先，肩頸與背是一體成形的，整體的功效才更能放鬆全身，連續式按摩會使身心舒暢，有益於神經系統，並能減輕壓力；

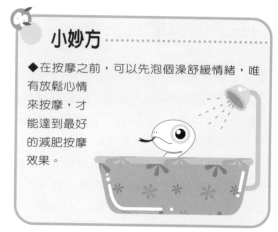

小妙方

◆在按摩之前，可以先泡個澡舒緩情緒，唯有放鬆心情來按摩，才能達到最好的減肥按摩效果。

而雙手交互推揉肌肉，可釋出頸部累積的壓力，如果壓力無法釋出，就會導致頸部僵硬。開始揉捏前，先搓揉肌肉，使之暖和，直到僵硬的肩膀肌肉放鬆，才停止揉捏。每天做幾分鐘，可以讓你舒展筋骨，心胸開闊起來。

●●●○ 減肥食品

蛇，五行屬火，減肥食物有番茄、檸檬與扁豆。

◎番茄含豐富的維他命P，可保護皮膚健康，治癩皮病有殊效，另含有維他命P可保護血管，其檸檬酸、蘋果酸能促進鈣、鐵吸收，並能幫助分解脂肪及防治消化不良，其纖維素可促進胃腸蠕動，有通便、降低膽固醇作用，是保持健康窈窕、美容的佳蔬。

◎檸檬為芸香科植物洋檸檬的成熟果實，味酸，性平，因富含維他命C及枸櫞酸，醫學證明可以治輕微感冒症狀，使人清爽，也可強化血管，防止動脈硬化，增強身體抵抗力，消除疲勞，促進食慾、美容瘦身等功效。

◎扁豆營養豐富，蛋白質含量高，特別是含微量元素鋅較多，每100毫克大約含有2.69毫克，而含鈉較少，故很適合心臟病、高血壓、腎炎等病人食用，且有減肥的作用。

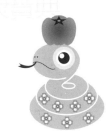

◎建議在上午九點到十一點或是下午五點到七點食用減肥蔬果，就能輕鬆快速達到減肥效果。

◎建議減肥食譜：番茄牛尾湯

肖蛇者的運動養生

蛇，五行屬火，屬陰，春夏兩季最適合公園慢跑，充分享受身體與大自然合而為一的美妙樂趣；秋冬兩季可選擇健身房的跑步機慢跑持續訓練，要注意膝蓋的變化和承受力，選擇舒適優良的慢跑鞋和運動機及護膝繃帶，做好預防運動傷害的工作，才能享受運動的樂趣和效果。體力不佳的人，建議學習交際舞，舞蹈能慢能快，又有優美的旋律陪伴，對於最有審美觀的肖蛇者來說，是項很美的運動，而且肖蛇者有開發身體韻律感和柔軟性的潛能，也很適宜練練瑜珈。

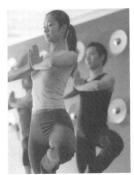

◀ 肖蛇者身體柔軟，很適合練瑜珈。

圖片提供／亞力山大

●●● 常常慢跑壽命長，循序漸進效果佳

慢跑是最常見且最簡易的個人健康活動，最近三十年來，慢跑在西方國家日漸風行，根據丹麥哥本哈根大學醫學院的統計研究指出，經常保有慢跑習慣者的平均壽命比起沒有慢跑習慣者要長。不管飲食與抽菸習慣如何，扣除這些因素之後，慢跑者的死亡率還是比起沒有慢跑者更低，研究人員認為這是因為慢跑對於健康的益處所帶來的效果。大部分的民眾都適合慢跑，不過運動最好循序漸進，不能進行強度太高的運動，以免發生危險。有心血管疾病與糖尿病者進行任何運動前，包括慢跑，最好還是經過醫師評估，再決定進行何種強度的運動。運動雖能消耗人體內的熱量，但僅靠運動減肥，效果並不明顯；研究顯示，即使慢跑，但只要多喝甜的飲料或多吃幾塊西式糕點，辛辛苦苦的減肥成果便會化為烏有。因此，要想獲得持久的減肥效果，除了持續運動外，還應從飲食上進行合理的調控。

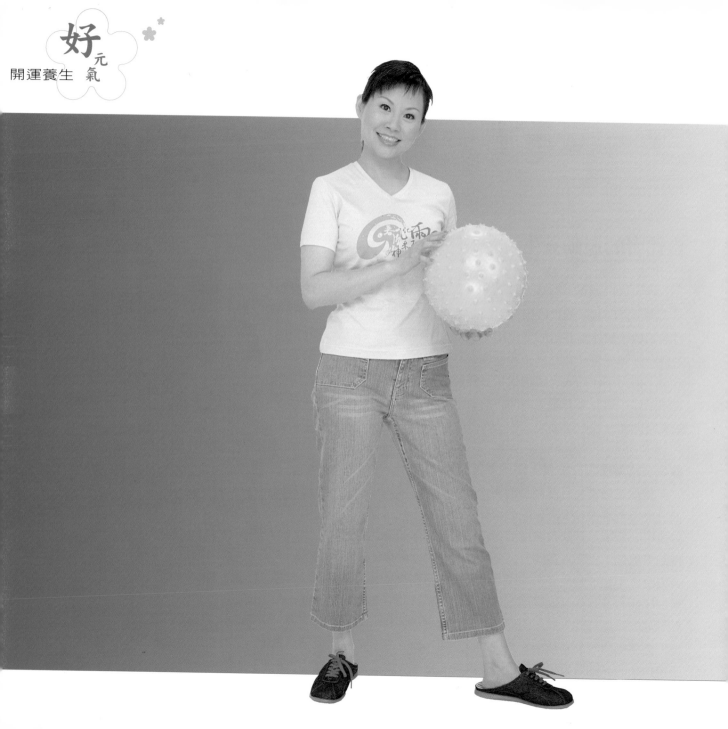

Part 7

肖馬者的養生健康寶典

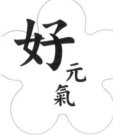

肖馬者的養生觀

●●●● **休息是為了走更長的路，紓壓是活力再生的關鍵**

　　屬馬的人行動快，做事一馬當先，當仁不讓，又有極高的榮譽心與自尊心，對自己的期許也大，不過，對他人卻十分和善，富有幽默感，是朋友眼中的開心果；但因為喜歡聽好聽的話，好大喜功，不去奉承阿諛，所以也常被朋友所累，或是得罪他人而不自知。

　　體魄強壯、耐力超強的馬族，很容易忽略健康的問題，事實上，講求速度的馬族常常處於緊張壓力下，而追求成就感與強烈的責任心，讓他們神經系統易紊亂，也易造成心臟的負荷。尤其是屬馬的男性朋友常有應酬，若再加上喝酒、熬夜的習慣，可想而知，就算有強壯的體魄也不足以應付。因此，若要保持健康活力，保養十分重要。

　　根據生肖馬的屬性為「火」和陰陽五行的推衍，屬馬的人最容易患的疾病有心臟病、腸消化系統失調、五十肩、痛風和膽結石等。屬馬的人個性急，是行動派人物，生活常處於緊張的氣氛之中，睿智的馬兒應該了解「休息是為了走更長的路」的道理，隨時隨地鼓勵一下

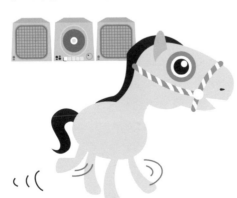

自己，適時的放輕鬆，來杯下午茶，緩衝一下情緒。依照屬馬的人的個性，最適合的活動有慢跑、騎馬、溜狗等，在公園或學校慢跑，有助於調整內分泌系統，並且有利於緩和情緒，還能夠增加抗體。就算平常很忙，也要找時間運動，不妨在家中原地慢跑，配合音樂，效果會更好。紓解壓力對馬族是再生活力的好方法。平常可以多吃紅豆來補氣補血，可以清熱利濕，促進新陳代謝；或者可以喝枸杞茶，達到明目和補腎的作用。

肖馬者的養生食療

　　肖馬的人五行中屬「火」，根據生肖和陰陽五行的推衍，木生火，本身屬性「火」的食物，或是相生「木」的食物，都可以多吃，是肖馬的人提升健康能量與強化活力的泉源！除供給多種營養素外，吃對蔬果還可以治療一些疾病。屬性「火」的食物，例如：番茄（紅）、茄子、南瓜、胡蘿蔔、辣椒、雪裏紅、山藥、芋頭、山楂、紫菜、紅菜、紅椒、紅豆、枸杞、蓮霧、水蜜桃、火龍果、紅毛丹、鮭魚、螃蟹、蝦子、龍蝦、豬肝、鴨血、豬血等。相生「木」的食物，例如：例如：韭菜、茼蒿、菠菜、香菜、蕹菜（空心菜）、菜豆、大蔥、莧菜、薺菜、毛豆、油菜、萵苣、青蘋果、奇異果、檸檬、柚等綠色蔬果，都是屬馬的人健康養生蔬果的最佳選擇。

養生蔬菜

●●　冬瓜、芋頭是肖馬者的最佳養生選擇

　　◎冬瓜含維他命C甚多，是種鈉低鉀高的蔬菜，對高血壓、腎臟病、浮腫病患者是最為理想的蔬菜。冬瓜不含脂肪，含丙醇二酸，對減肥大有益處，肥胖者不妨多食。此外，冬瓜還可清熱養胃生津、除煩行水，治脹滿瀉痢，解魚酒毒，亦治水腫、消暑濕。其解熱利尿效果甚為理想，煮湯最好，尤其是連皮煮效果更好。現代藥理研究冬瓜皮有明顯的利尿作用，煮水服可治各種水腫，是中醫常用的利水劑。

　　【注意事項】冬瓜性涼損陽，利水易耗氣，久食多食令人瘦，因此禁生食冬瓜，慢性腸胃炎者忌多食，形體瘦者忌多吃，腎虧腰痛的人也不宜多吃。

　　◎芋頭是天南星科多年生草本植物，可作菜，煮、炒皆宜，蒸煮食之可充飢，並且是一味良藥。芋頭含有各種營養成分，主要是豐富的碳水化合物，每100克芋頭中含澱粉17.5

克、蛋白質2.2克,比一般蔬菜高,因而芋頭可作主食充飢。此外,芋頭還含有鈣、磷、鐵等礦物質及胡蘿蔔素、硫胺素、核黃素、尼克酸、維生素C等多種維生素,這些物質對人體有一定的營養價值。

【注意事項】芋頭忌與香蕉同食,同食則胃痛。

養生水果

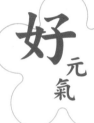

●●●○西瓜、桃子是肖馬者的最佳養生選擇

◎西瓜有多種醫療功效,因含有瓜氨酸、精氨酸等,有很好的利尿作用,對腎炎及降血壓甚有益處。此外,吃西瓜生成的尿液可溶解體內多餘鹽類,預防結石形成,對膽囊炎、結石病有一定效果。其豐富的葉酸可為人體吸收,對貧血、血液病及放射引起的不良影響均有療效;大量的果膠及纖維素則利於食物消化,對萎縮性消化系疾病、便祕都有頗好的療效。尤其是其含水分達96%,對於夏季出汗、水分流失之補充最有功效。

【注意事項】西瓜性寒涼,不宜多食,易引起消化不良及腹瀉。脾胃虛寒、大便濕溏或腹瀉尤不宜食。

◎桃子性熱,味酸、甘,能養人體、益顏色,中醫認為桃為肺之果,肺病者宜食之。其功效能生津潤腸、活血通經、消心下積。桃肉益氣血、生津液,夏天炎熱時食用,可養陰生津,解煩除渴,並能潤腸通便,使精神爽快。桃因含鐵豐富,是缺鐵性貧血的理想食品,此外,桃子含鉀較多,含鈉少,水腫患者食之亦頗相宜。桃仁富含脂肪,可潤燥滑腸治便祕,桃仁的醇提取物能抗血凝,可抑制呼吸中樞而有止咳及短暫的降血壓作用,對高血壓、心臟病有輔助治療效用。

【注意事項】桃子溫甘,不可過食,多吃能生內熱,發瘡癤,並使人腹脹,因此食用應

有節制。桃仁味苦、甘，性平，活血作用較強，妊娠及月經過多者忌服用。

養生中藥及湯品

　　以枸杞為主，紫蘇、紅棗、山茱萸為輔，平時不妨多喝紅棗茶來養生。

　　◎枸杞：味甘，性平，有養肝明目、補虛益腎之功效，還能預防脂肪肝，降血壓及血糖。

　　◎紅棗茶：味甘，性平，能補中益氣、養脾胃、潤心肺，現代醫學更證實，紅棗含有豐富維生素，具有抗菌的功能。將紅棗放入煮沸熱水中浸泡10分鐘後即可飲用。

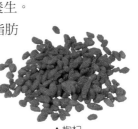

▲枸杞

開運食譜

蘿蔔炒肉絲

◎材料：

〔1〕白蘿蔔半根、炒好的肉絲2兩

〔2〕味素、酒、醬油、糖、水半匙、蔥段

〔3〕蒜末、香菜

◎做法：

白蘿蔔切條，用油炸至熟跟肉絲一起放置一旁，用餘油炒香蒜末，加入材料〔1〕〔2〕同炒至湯汁收乾即可盛盤，後加香菜即可。

★雨揚老師的叮嚀★

羊是馬的六合貴人，且五行相生，多吃可補運；蘿蔔是馬的財富，多吃蘿蔔利水、消腫、緩和脾氣、有益健康且能減肥；而香菜能增進馬的元氣，所以這一道養生餐能增進馬的貴人運、健康運和財運。

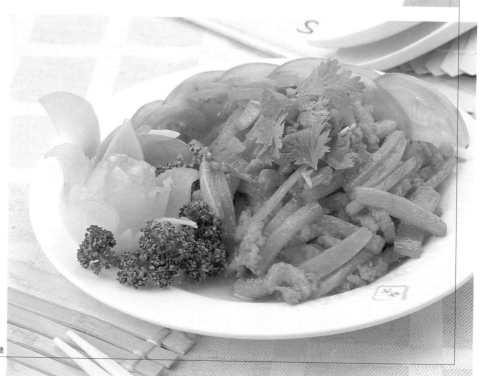

圖片提供／筷子餐廳

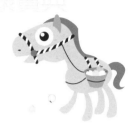

肖馬者的減肥養生

●●● 懶人減肥：三溫暖減肥法

　　這是用數種方法交互進行的一種綜合性健康減肥方式，每次可減肥0.5公斤，若每週實施2～3次，每月可瘦5～6公斤，是懶人最有效、最舒服的減肥方式之一，缺點在於費時較久，且場地並不普遍。

　　Step1：首先將身體洗淨後進入熱水池約5～15分鐘，依身體能接受的時間增減。將背脊對準出水口按摩肩、背等酸痛部位。胸悶的人轉身按摩胸部，消化不良、容易脹氣的人可按摩肚前周圍，腰痠的人按摩後腿窩的委中穴，婦科不良的人用水柱按摩腳踝部位，待身體大量出汗、心跳加速時可離開熱池，稍事休息幾分鐘。初級生用冷水沖腳，使體溫迅速下降，中級生下半身浸泡冷池數分鐘，高級生可全身浸泡冷池，而有肩痛宿疾的人應避免肩膀浸到冷水，以防舊疾復發。離開冷池數分鐘稍事休息再入熱池，如此反覆2～3遍，使通體舒暢，汗水大量排出，同時提升紅血球濃度，含氧量增加，五臟六腑及全身肌肉得到放鬆，而脂肪也順利消耗。

　　Step2：經過冷熱池交替作用後，進行第二道深層清潔的程序。用沐浴乳再次洗淨（因熱池中含有氯化物），用粗鹽輕揉全身，然後進入蒸氣室。你可以選擇安靜角落，鋪上浴巾，舒適的躺下，放鬆休息，此時毛細孔全部張開，更多的廢物、角質、油脂和汗水淋漓排出，臉上的粉刺被蒸出，易於清除，而頭髮上的保養品也更易滲透吸收。待在蒸氣室的時間5～15分鐘，因人而異。最後以溫水淋浴擦淨。

　　Step3：回到休息室，全身塗滿精油後再入烤箱，讓潔淨略乾的皮膚得到充分的滋潤，此時汗水再次大量排出，可在烤箱內鋪上毛巾，席地而坐，舒展筋骨，用腹部呼吸，吐出體內廢氣或靜坐養神，自覺排汗量夠了，用溫水稍事沖洗，避免再次使用肥皂，身體應該有適量油脂保護皮膚。

　　Step4：到休息室稍微休息，喝些水，三溫暖過程中應適時喝水、補充

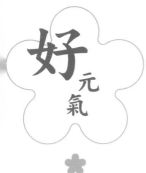

水分，但忌牛飲。此時可敷上保濕面膜以補充流失的水分，同時身體也應再擦上乳液加精油，保養全身。

●●●●按摩減肥

小妙方

◆做完三溫暖，喝杯爽口潤胃的普洱茶，它是發酵茶，含大量酵母，對腸胃很有幫助，能消除脂肪卻不刮胃，即使飢餓亦能飲用。

◆三溫暖減肥搭配半年一次放血，效果更佳，但放血須找合格中醫，針對容易囤積廢物毒素及循環不良的穴位進行放血，即能治療宿疾又能活血生新、瘦身美容！

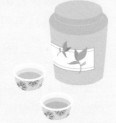

肖馬者，五行屬火，屬陽，剛強又講求效率的馬族，奔忙在緊湊的生活中，忙碌與焦慮不安常讓大部分的馬族感到頭痛或不舒服，頭部按摩的功效主要是改善大腦供氧與供血，緩解壓力，安眠，治療頭痛、偏頭痛，因此，頭部按摩對馬族很重要，每天花一些時間幫自己按摩頭部減壓，助益很大。在按摩頭部時不妨先先搓揉耳朵，按摩耳朵和耳際對放鬆全身有很大的效果！進行頭部按摩時，可以用指尖沾按摩油，用指頭按摩整個頭皮。頭痛時，按摩脖子底部的周圍，往上按摩到頭皮的頂部，手指要採用滑動的按摩動作，力道要強，讓精油滲透到體內，讓身體感到通體舒暢、完全放鬆為止。按摩頭部來釋放壓力，減輕不舒服，而且配合減肥食療與運動，很快就能讓你容光煥發，瘦身成功。

●●●●減肥食品

馬，五行屬火，減肥食物不妨選擇辣椒、奇異果與綠花椰菜。

◎辣椒含辣椒素及辛辣紅素等辛辣成分，能刺激唾液腺及胃腺分泌唾液、胃液，幫助消化，促進食慾，其中辣椒素還能抑制脂肪的積聚，有一定的防止肥胖作用。

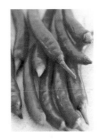

◎奇異果也是馬兒最愛的減肥水果，其營養價值極高，它含有一種酶，有助於肉類纖維蛋白質分解，常吃能使皮膚細嫩光滑，富有彈性，因而有「青春果」之稱，對於瘦身也有不錯的效果。

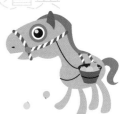

◎綠花椰菜的營養也很豐富,含有多種維生素及礦物質,患肥胖症的人如果每天吃一定量的綠花椰菜,可以減輕體重。

◎建議在中午十一點到一點或是晚上七點到九點食用減肥蔬果,對減肥成效很大。

◎建議減肥食譜:素炒綠花椰菜

肖馬者的運動養生

馬,五行屬火,屬陽,春夏兩季最適合有爆發力的有氧舞蹈,振奮你每一條神經,鼓動你每一寸肌肉,讓你的每一天都神采奕奕,活力充沛;秋冬兩季很適合各項球類運動,網球、籃球、高爾夫球,不論是團體還是個人獨行,屬馬的人永遠有一份獨特的運動細胞和魅力,以及與生俱來的才能,如果覺得體力稍弱,也可從事打撞球、保齡球等室內休閒運動,一樣可以丰采十足。

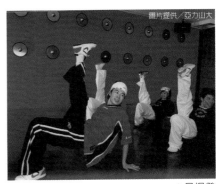

圖片提供／亞力山大

▲ 具爆發力的有氧舞蹈為最佳減肥之道。

●●●● 有氧舞蹈兼具健身與復健療效

"One more, two more, three more, turn around…",還記得這個熟悉的曲調嗎?如果你有高血壓的情形,每週找時間進行一下有氧舞蹈,對身體可是有好處的,還可增加肺活量。根據研究發現,不論是劇烈的或是輕鬆的有氧舞蹈,都有降低血壓的功效,研究人員指出,只要每週進行2～5個小時就可看出區別,當然時間長些,降低血壓的功能就強一些。至於有氧舞蹈的強度,則要視每個人的身體狀況而定了。其實有氧舞蹈基本上算是一種生活型態的改變,現代人多不喜歡做運動,加上飲食不當、抽菸、喝酒,罹患高血壓的機會自然就增加了,許多愛美人士把有氧舞蹈視為最佳減肥之道,近來許多醫學報告中也顯示,有氧運動除了可健身之外,亦具有復健療效,甚至每週做最簡單、溫和的有氧伸展操2～3次,都可改善長期的憂鬱症,同時增加睡眠的品質!

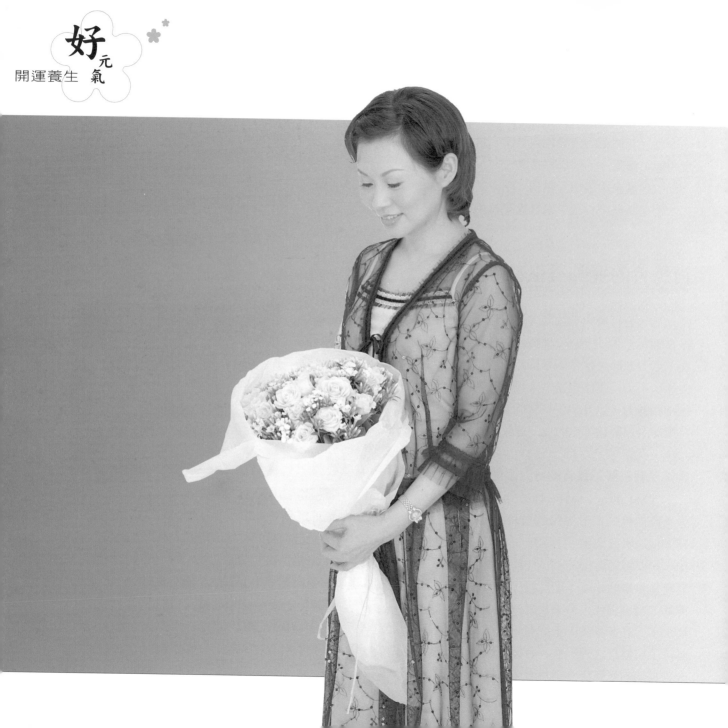

Part 8

肖羊者的養生健康寶典

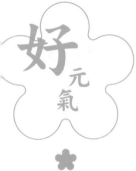

肖羊者的養生觀

●●●愛吃不愛動，小心變肥羊，正確養生觀要從小做起

屬羊的人個性平靜、溫和，重視內涵，好相處，心地善良，很願意幫助別人，即使默默耕耘，也不會計較得失。但他們十分固執，決定的事很難被他人所左右，像隻老山羊般的頑固。然而，在健康觀念上一開始就要培養正常的作息，一旦養成不好的生活習慣，或是不良的養生觀念，會很難調整與更正，所以，身邊的親友應多給予關心與協助。

屬羊的人另一個特徵就是忍耐力很強，他們可以忍受長時間做著同一件工作，喜歡集體創作，共享成就，不愛出風頭，或者是求個人的表現。在群體生活中常吃喝玩樂、暴飲暴食，而忘了節制。平常就要注意飲食習慣，否則很容易變成肥羊，而影響身體健康。

根據生肖和陰陽五行的推衍，屬羊的人最容易患腸胃消化系統疾病、肌肉病變、皮膚過敏、乾燥肺炎、呼吸道病變等，平時可以多吃黃耆和甘草來補氣；枇杷和黃豆也很有益處，可以多吃。

屬羊的人大多喜歡吃而不喜歡運動，以至於身材不易保持，為了避免從肥羊變成病羊，除了日常生活飲食習慣的改進外，還需要配合運動，例如：輕鬆自然的森林浴。森林的外表一片沉寂，可以沉澱原本煩雜的心，森林裏蘊含豐富的芬多精，正積極的跳上跳下，而光合作用下的葉綠素和多氧正在一層層的釋放，當你置身其中，身體內的細胞也不自覺的活躍起來，那怕只是不經意的走過，偶爾抖動你的雙手，偶爾深呼吸，那種好處真是不可言喻。一趟森林浴滿足你三個月的新奇，趁著春光明媚，來一趟洗滌身心塵埃的森林浴吧。

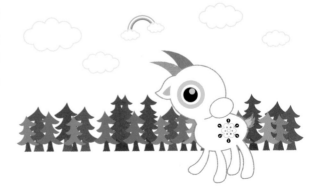

肖羊者的養生食療

　　肖羊的人五行中屬「土」，根據生肖和陰陽五行的推衍，火生土，本身屬性「土」的食物，或是相生「火」的食物，都可以多吃，是肖羊的人提升健康能量與強化活力的泉源，除供給多種營養素外，吃對蔬果還可以治療一些疾病。屬性「土」的食物，例如：春筍、芹菜、金針、番茄（黃）、黃瓜、馬鈴薯、大豆、生薑、花生、蘑菇、蠶豆、鳳梨、香蕉、柑、橘、橙、西瓜（黃）、楊桃、枇杷、木瓜、芒果、黃椒、牛蒡、甘藷、人參、玉米、香吉士、百香果、龍眼、枇杷、榴槤等。相生「火」的食物，例如：番茄（紅）、茄子、南瓜、胡蘿蔔、辣椒、雪裏紅、山藥、芋頭、山楂、紫菜、紅菜、紅椒、紅豆、枸杞、蓮霧、水蜜桃、火龍果、紅毛丹、鮭魚、螃蟹、蝦子、龍蝦、豬肝、鴨血、豬血等，都是屬羊的人健康養生蔬果的最佳選擇。

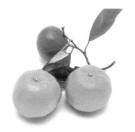

養生蔬菜

●●●●竹筍、辣椒是肖羊者的最佳養生選擇

　　◎竹筍含有豐富的蛋白質、脂肪、醣類、鈣、磷、鐵，以及胡蘿蔔素和多種維生素。竹筍的蛋白質極優越，至少含十八種不同成分的胺基酸。其最大的優點是高蛋白、低脂肪、代澱粉、多纖維，常食對冠心病、高血壓、糖尿病、動脈硬化患者好處多多，也是肥胖者減肥的佳品。尤其是鮮筍煮米粥，可治久瀉久痢、脫肛等症狀。

　　【注意事項】筍性寒涼，又含較多的粗纖維及草酸鈣，食筍不宜過量，尤其是患有胃潰瘍、胃出血、腎炎、尿結石、肝硬化、慢性腸炎、久瀉滑精的人，都應慎食。

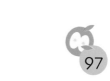

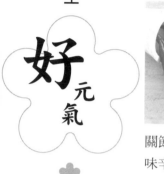

◎辣椒含有較高的蛋白質、維他命C、B2、胡蘿蔔素、碳水化合物、硫胺素、菸酸、辣椒鹼及鈣、磷、鐵等。其中所含的維他命C為各種蔬菜的第一位；胡蘿蔔素也是一般蔬菜的三、四倍，營養價值很高。辣椒還含有辣椒素等辛辣成分及辛辣紅素等，能刺激唾液腺及胃腺分泌唾液、胃液，能幫助消化、促進食慾，並可刺激心臟跳動，加快血液循環，使人發熱及出汗。在寒冷潮濕的氣候下，吃點辣椒能祛濕散寒，對防治風濕病、關節炎及凍傷都有好處；辣椒素還能抑制脂肪的積聚，有一定的防止肥胖作用。辣椒性熱，味辛，入心、脾二經，能溫中散寒，開胃消食。

【注意事項】因辣椒性大熱，刺激性強，不宜多吃，吃多可使口腔和胃黏膜充血、腸蠕動增劇而引起腹部不適。患有各類炎症、肺結核、熱性病、痔瘡、胃黏膜脫垂者，少吃或不吃為宜。平時嗜食辣椒者亦以適量為宜，不可多吃，以免引起反作用。

養生水果

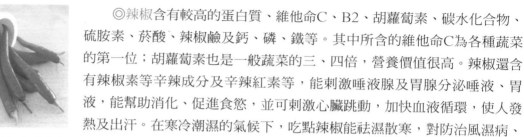

●●●○○木瓜、櫻桃是肖羊者的最佳養生選擇

◎木瓜營養豐富，有「百益之果」、「水果之皇」、「萬壽瓜」之雅稱，是消化不良、心臟病、高血壓、糖尿病人的理想食品。李時珍《本草綱目》中論述，木瓜性溫，味酸，平肝和胃，舒筋絡，治腰痠背痛、降血壓。此外，木瓜還富含十七種以上的氨基酸及鈣、鐵、磷、鈉、鉀、鎂、β胡蘿蔔素和維生素C等多種營養元素；其特有的木瓜酵素又稱酶木瓜蛋白，能清心潤肺，幫助蛋白質分解消化，治胃病，有健胃、止嘔及止瀉功效；它獨有的木瓜鹼具有抗腫瘤功效，能阻止人體致癌物質亞硝胺的合成，對淋巴性白血病細胞具有強烈抗癌活性；木瓜蛋白酶則有止痛功效，美國食品與藥物管理局已批准脊柱注射木瓜蛋白酶，用來減輕因椎間盤凸出引起的疼痛。木瓜蛋白酶軟膏用來塗敷傷口，除去粗糙皮膚。民間療法則將木瓜葉敷在皮膚潰爛處，來治癒傷口。

【注意事項】懷孕時不能吃木瓜是怕引起子宮收縮腹痛，並不會影響胎兒，喝很多木瓜牛奶如無不適，不需擔心。

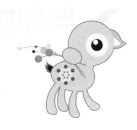

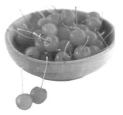

◎櫻桃味美可口，營養豐富，在水果中鐵的含量高，尤其是果肉中鐵的含量比同量的蘋果、橘子和梨高出二十倍，居水果之首。據分析，櫻桃果肉中除了含有較高的水、蛋白質、脂肪、碳水化合物、粗纖維及一定量的鈣、磷、鐵等礦物質，也含有多種維生素等，因而有「天然維生素錠」之稱。

【注意事項】櫻桃多食可發虛熱，因其屬性為火，食之過多時若有不適，可以用甘蔗汁來解。按中醫說法，櫻桃屬大熱，性熱而發濕，故患有喘嗽或其它熱症者，最好不要多吃。

養生中藥及湯品

當歸為主，甘草、生薑、麥冬為輔，平時可泡生薑茶來養生。

◎當歸：性溫，味甘、苦、辛，有補血、清血、潤腸胃、光澤肌膚之功效，是婦女的絕佳補品。

◎生薑茶：生薑味辛，性微溫，可祛風寒，並促進血液循環，遇有輕微風寒時，紅糖煮生薑可去寒。

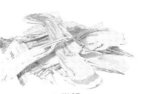

▲當歸

開運食譜

粉蒸茯苓排骨

◎材料：

〔1〕蒜末、香油、米酒、黑胡椒、花椒粉、
　　豆瓣醬、味素、酒釀

〔2〕排骨、沾肉粉

〔3〕馬鈴薯切丁、茯苓

◎做法：

將排骨放入材料〔1〕醃1小時，容器先放香
油、茯苓，再放裹上沾肉粉的排骨；馬鈴薯
最後放，進蒸籠大火蒸1小時即可。

★雨揚老師的叮嚀★

豬是羊的三合貴人，亦是羊的財
源，多吃可補運；茯苓是羊快樂的
泉源，也是健康的保障，它能寧心
神、補脾胃，所以這一道養生餐能
增進羊的健康運和財運。

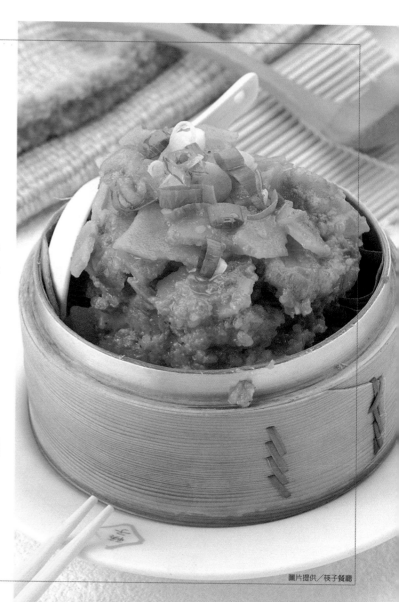

圖片提供／筷子餐廳

肖羊者的減肥養生

●●● 懶人減肥：靜坐減肥法

靜坐減肥道行高者可達禪定的境界，即使在靜坐初期仍能達到精神放鬆，消除緊張情緒，並達到減肥的目的。

這裏介紹的靜坐方法是初級的「金剛坐」。

Step1：跪姿，臀部後坐，背部挺直，胸部後仰，身體重心往前挪。
Step2：兩腳拇指微微接觸，但不重疊地跪坐在地面上。
Step3：手掌心朝下，置於大腿前面，並放鬆肩部。
Step4：保持正確坐姿後，輕閉雙眼，自然呼吸，將意念集中鼻尖，高級生可配合腹式呼吸。所謂腹式呼吸法是吸氣時腹部突起，呼氣時腹部凹下，主要在呼氣時加壓於橫隔膜，使腹腔內器官緩慢的蠕動，這麼一來便有助於血液流暢分布，加強體內毒素的代謝消除。腹式呼吸的每一次都是對內臟最好的按摩，使全身放鬆，並消除緊張、不安的情緒。許多修行者、養生家就是利用深呼吸使心靈澄淨，心情舒暢，怡然自得。

將靜坐與深呼吸配合，有助於增強膝關節的柔韌性，並能祛除全身過多的脂肪，達到減肥的作用。

> **小妙方**
>
> ◆你可以一邊聽佛經、梵音，使意念更集中；另外再配合養生的菊花茶，清利頭目、降氣退火，效果更棒！

●●● 按摩減肥

肖羊者，五行屬土，屬陰，其全身最容易積存有害健康代謝物質的部位就在臀部，一個美麗的臀部必須具備豐腴、緊實、堅挺與美麗的弧度。屬羊的人若要有美妙的身材，請先檢視自己的臀部是不是擁有以上的條件，因為只要塑造出美臀，那麼對羊兒而言，你的身材一定不差！臀部要完美，除了要勤做抬腿動作，結合大腿與腰部肌肉的訓練，再加上按摩臀

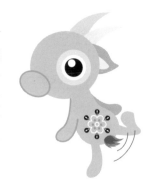

部，可以消除臀側贅肉，防止臀部下垂。按摩時搭配一點精油，會讓你感到無比舒暢。此外，不妨按摩薦骨，薦骨是一塊位於脊椎底部的扁平骨骼，也是骨盤的一部分，每天姿勢不良及肌肉緊張，會在下背及薦骨累積壓力，不但讓人不舒服，也易囤積脂肪，按摩這一區會讓人覺得很舒服。在指壓前後要用舒緩的按摩方式來放鬆薦骨，才能夠放鬆；在全身的指壓按摩裏，羊兒不妨著重在臀部、薦骨的按摩，來達到瘦身、減壓的效果。

●●●●減肥食品

羊，五行屬土，減肥食物有鳳梨、草莓與南瓜。

◎鳳梨內含豐富的果糖、葡萄糖、氨基酸、有機酸、蘋果酸及檸檬酸、維他命C等，以及一種特殊的菠蘿朊酶，可在胃中分解蛋白質、幫助人體對蛋白質食物的消化，吃完肉類及油膩食物後，吃些鳳梨很有好處，是瘦身聖品。

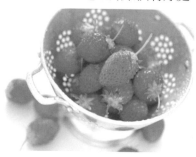

◎草莓對想要減肥的羊兒是另一項不錯的選擇，草莓的食療方法很多，一般最常把草莓當成防治心血管疾病和癌症的靈丹妙藥，可見經常食用草莓對健康大有益處，常吃對瘦身美容的益處也大。

◎南瓜含有豐富的醣類、澱粉、蛋白質、脂肪，以及維生素A、B、C和鈣、磷等礦物質，可補中益氣、消炎止痛，多吃還有益減肥。

◎建議在早上五點到七點或是中午十一點到一點進食減肥餐，即可輕鬆快速地達到減肥效果。

◎建議減肥食譜：鳳梨炒筍絲

肖羊者的運動養生

　　羊，五行屬土，屬陰，春夏兩季最適合騎馬奔馳，放鬆緊繃的神經，反璞歸真，回復青春活力；秋冬則適合大自然的健行、爬山，尤其是自覺運氣差的人，或從事醫護工作者，每天接觸一些不良磁場、不幸的人更須經常與大自然交換磁場，把身上不好的氣，透過深呼吸交給大地，再從大自然吸收嶄新的能量，幫助自己代謝心情、恢復元氣。體質虛弱的人，不妨從公園裏的土風舞或元極舞開始。

●● **健行機會無所不在，可從日常生活著手**

　　健行是最安全溫和的有氧運動，但是在現代的社會裏，忙碌的人總覺得很難撥出時間健行。其實，健行的機會無所不在，只看你如何運用了。首先應該從自己的日常生活著手，如果上班地點不遠，可選擇步行，不僅可免塞車之苦，時間也較易自由掌握；另一種方法是，個人活動盡

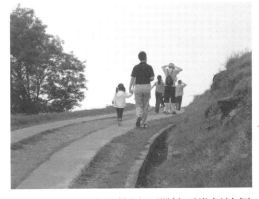

◀ 經常健行、爬山，可與大自然交換磁場。

量以健行為交通工具，例如買菜、去郵局、探望朋友，都可達到健行效果。開始要進行健行運動的人，必須立下明確的計畫，為使效果提高，至少每週三次，每次45～60分鐘；高齡或不習慣運動的人，要先做六週的「習慣養成課程」，即最初每隔一天走15分鐘，施行二週，接下來的二週，每隔一天走30分鐘，最後是每週四次，每次走40～60分鐘。健行速度不必太快，時速3～5公里是較恰當的健行速度，可視個人情況而定，千萬不要走得太累，超過體力負荷程度。健行時間比速度重要，主要是必須長期、有規律地持續進行，如果覺得每天走半小時比每隔一天走一小時輕鬆的話，那就照前者進行；另外，早晚各走15分鐘與中午走30分鐘的效果是同樣的。健行的益處有消除緊張，享受快樂，預防疾病，享受健康，防止老化，享受青春，還可以減去多餘的脂肪。

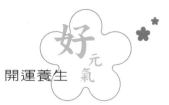

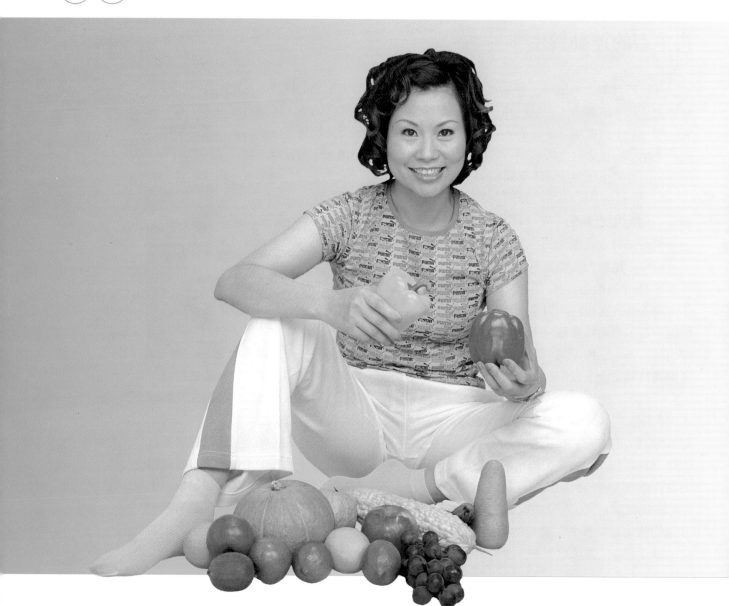

Part 9

肖猴者的養生健康寶典

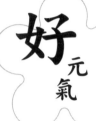

肖猴者的養生觀

●●●●體力腦力雙透支，運動食補齊下手

屬猴的人多變化、動作快、反應好，頭腦清晰，善於營造氣氛，愛說笑話，人際關係熱絡，是社交活動的高手。個性活潑的猴族有著一雙敏銳的眼睛，可以看透對方的心，想要騙他們的人可能躲不過猴兒的火眼金睛，還是以誠相待，他們會是很好的參謀人才。

由於屬猴的人理想與現實兼顧的觀念，使得他們對任何事情都抱著務實的態度，凡事親力親為、不偷懶、肯勞動的美德，使他們大都可以保持好身材。但這種操心的個性也讓屬猴的人容易有過勞的現象，體力和腦力的透支會帶來疾病，最明顯的是四肢關節痛和風濕，其次是失眠、心律不整、消化不良等，以及神經衰弱，此外，屬猴的人應該小心保養呼吸系統，不可以抽菸，尤其是氣溫一變化，喉嚨、氣管、肺部等地方容易受到感染，患哮喘的機會很大，不過只要耐心醫治，都是可以痊癒的。

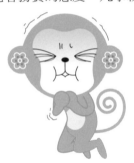

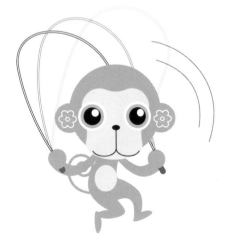

「智者樂水」，聰明的猴兒喜歡親近山明水秀的地方，最適合的運動自然就是游泳和水上運動了！即使不下水，遠眺海洋也能夠達到視覺上的享受，以及心靈的淨化與身體的放鬆。此外，猴族們對家庭生活以及親子關係相當重視，所以不論是在河堤上放風箏，或是丟飛盤、玩跳繩、騎腳踏車，對他們而言都是至高無上的樂趣，不但可以贏得親情，還可以贏得健康。屬猴的朋友平時可以多吃薏仁和白扁豆來保養自己的身體，冬瓜也是很好的食補材料，不但可以清熱利濕、化水消腫，還可以達到減肥、保持身材的功能，真是一舉數得呢！

肖猴者的養生食療

　　肖猴的人五行中屬「金」，根據生肖和陰陽五行的推衍，土生金，本身屬性「金」的食物，或是相生「土」的食物，都可以多吃，是肖猴的人提升健康能量與強化活力的泉源，除供給多種營養素外，吃對蔬果還可以治療一些疾病。屬性「金」的食物，例如：大白菜、包心菜、苦瓜、白蘿蔔、大蒜、蓮藕、白芝麻、銀耳、菜花、小白菜、白木耳、洋蔥、荔枝、水梨、蓮子、銀耳等。相生「土」的食物，例如：春筍、芹菜、金針、番茄（黃）、黃瓜、馬鈴薯、大豆、生薑、花生、蘑菇、蠶豆、鳳梨、香蕉、柑、橘、橙、西瓜（黃）、楊桃、枇杷、木瓜、芒果、黃椒、牛蒡、甘藷、人參、玉米、香吉士、百香果、龍眼、枇杷、榴槤等，都是屬猴的人健康養生蔬果的最佳選擇。

養生蔬菜

●●● 包心菜、苦瓜是肖猴者的最佳養生選擇

　　◎包心菜含豐富的維他命U，能和胃健脾，止疼生肌，保護胃黏膜，加速潰瘍癒合；其所含的丙醇二酸能阻止體內過剩的醣類轉化為脂肪，鉀鹽能促進人體心肌活動的作用。每100克包心菜中維他命C含量為60毫克，是含維他命C較多的蔬菜之一。包心菜內含有相當數量的果膠纖維素，能促進糞便的排出，減少膽固醇的吸收，這些都對防止肥胖、預防動脈粥樣硬化及冠心病有助益。另外，包心菜還含有微量元素鉬，能抑制亞銷胺的合成，有抗癌作用；錳能促進人體代謝，兒童常吃有助身體發育；其含硒亦多，能增強免疫機能及殺毒能力，很有保健價值，有防癌作用，對視力也有一定好處；包心菜中硫的抗甲狀腺物質對防治甲狀腺腫大和甲狀腺亢進很有效果，但以生拌食作用較佳；維他命E對抑制衰老過程有一定作用，有抗病延年的功能。製作泡菜的過程中能產生乳酸，可抑制病菌、促進食慾及消解便祕，對抗衰老也有益處。

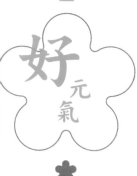

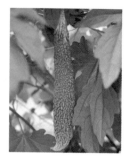

◎苦瓜含有苦瓜甙、苦味素，最近有人從苦瓜中提煉出奎寧，認為這才是苦瓜苦味之源。由於味苦，有些人不愛吃它，但吃慣苦瓜的人會覺得清脆爽口，稍苦而甘，是夏日開胃佳餚。苦瓜的粗纖維是其它瓜菜類蔬菜的1～3倍，並含豐富果膠，可刺激胃腸蠕動，防治便祕，及加速膽固醇在腸道的代謝與排泄，降低血中膽固醇，並能加速毒素排泄，而有防治癌症作用。苦瓜也是瓜類蔬菜中含維他B1最高的，具有預防及治療腳氣病、維持心臟功能正常、促進乳汁分泌和增進食慾的作用；維他命C含量是絲瓜、菜瓜的10～20倍，有防治壞血病、保護心臟、抗壓力、保護細胞膜、預防感冒及抗癌的作用。其還含有類似胰島素的物質，可明顯降低血糖作用。其它還有多種礦物質、胡蘿蔔素、多種氨基酸等物質，都是人體不可缺少的營養成分。

【注意事項】苦瓜性略寒，脾胃虛寒者不宜多食。

養生水果

●●●○香蕉、水梨是肖猴者的最佳養生選擇

◎香蕉味甘，性寒，入肺、大腸經，能清熱、潤腸、解毒、滋陰、降壓。香蕉含豐富的纖維素，可使大便鬆軟，易於排出，對便祕及痔血患者有益；含鉀量也高，每100克中含鉀量高達472毫克，為食物中含鉀量最高者。因不含膽固醇，很適合高血壓病人食用，動脈硬化、冠心病患者常吃香蕉好處多。此外，香蕉含有一種能幫助腦部產生羥色胺的物質，對腦力勞動者有調補作用，是健腦水果；香蕉中的5-羥色胺（即血清素）可降低胃酸，保護胃壁，緩和對胃黏膜的刺激，有防治胃潰瘍的作用；其還含有一種抑制真菌或細菌的有效成分——蕉皮素，可用來治療由真菌或細菌感染所引起的皮膚癌。

【注意事項】香蕉性寒，故脾胃虛寒、胃病腹瀉、食慾減退的人不宜食用，胃酸過多者亦不宜食。因其性涼而滑，在飯後食用較佳。

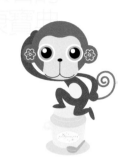

◎梨，味甘、微酸，性涼，醫用價值很高，有清熱、止咳化痰、生津潤燥功效，也可用治熱病煩渴、咳嗽及便祕等症狀。醫學研究認為梨有降低血壓、清熱鎮靜作用，對高血壓、心臟病、頭暈目眩、心悸、耳鳴的人頗有益處，對肺結核也頗有療效，還有護肝、助消化作用，對肝炎、肝硬化患者，可做為輔助治療的養生食品。

【注意事項】梨雖好，但性寒，不宜多吃，胃寒、產婦、寒嗽及脾虛泄瀉者均不宜食用。

養生中藥及湯品

應以麥冬為主，搭配茯苓、白果、蓮藕，平時可多喝蓮藕湯來養生。

◎麥冬：味甘，性平，是清潤的極品，可消痰止咳、清心養神，還可治療嘔吐，對肺、胃有良好的滋潤效果，並可幫助排便，緩解情緒。

▲麥冬

◎蓮藕湯：性平，味甘，有散瘀祛熱、補心益胃之功效，並含有豐富的維他命C，加水煮湯飲用可常保心情愉快。

開運食譜

枸杞魚片

◎材料：

〔1〕枸杞少許

〔2〕鯛魚片

〔3〕紅露酒、味素、鹽、水2大匙

◎做法：

魚片沾粉油炸過，將材料〔1〕〔3〕放置鍋內
同魚片一起煮即可。

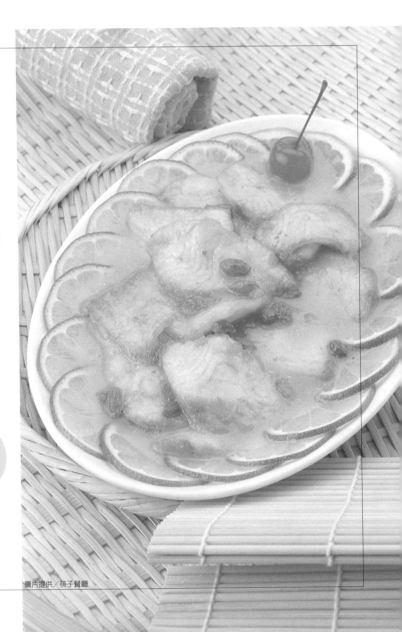

★雨揚老師的叮嚀★

魚與猴金水相生，互為有情之品，所
謂「金生水起好運到」即是此意；枸
杞能滋腎、明目，又是猴的財運，多
吃能財源滾滾，所以這一道養生餐能
增進猴的財運和健康運。

肖猴者的減肥養生

●● 懶人減肥法：按摩椅減肥法

結束了一天繁忙的工作，有時真是沒有體力，也沒有時間去運動，回到家後梳洗一番，吃些食物，看看書報雜誌也是很好的享受；如果再有一張按摩椅，就不怕肥肉囤積了。

按摩椅看起來像一張舒適的沙發，靠背上裝有一對能上下自由移動的按摩錘。按摩錘模擬人工手法，從頸部到腰部進行揉捏、捶擊，達到加快血液循環、放鬆肌肉、消除疲勞的作用，這種按摩作用能燃燒人體腰、背、肩部的多餘脂肪，達到減肥的目的。按摩椅的方便在於隨時可以進行按摩，缺點是費用高，動輒數萬元。

另有一種按摩腰帶機，則便宜多了！若只針對腰部肥胖的人很有效，每天使用20分鐘，一個月下來能瘦2～3公斤。

無論是按摩帶或按摩椅，按摩時間長短可以依身體狀況而調整，而進行的時間最好是洗澡後及用餐後。有便祕習慣的人喝一杯水後再進行腰部按摩，會瘦得更快！

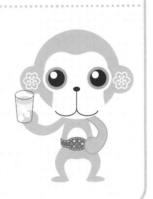

小妙方

◆以按摩椅減肥的人搭配荷葉茶，減肥效果更棒！荷葉可到中藥店買，請之代為磨成粉末，沖水喝即可。平時餐與餐之間可喝些烏梅汁，效果更好。

●●● 按摩減肥

肖猴者，五行屬金，屬陽，對於好動的猴族，活力四射才能讓他們迅速完成許多事，因此，手臂按摩對猴子們有很大的幫助，除了減輕壓力、疲倦與痠痛，還可以提升工作、求學的戰鬥力與效率。但是手臂肥胖的人，通常是因為駝背、緊張、疲勞、精神不安，導致消化器減弱，體內易堆積廢物，所以，要先調整身體的姿勢，走路時腰桿要直挺，並試著安定心情，營造出舒適的環境，再進行按摩，按摩可以著重在手臂的按摩。手臂與手的全套按摩包

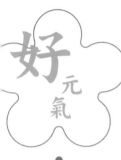

含了多種按摩方法，包括被動動作、推拿式、揉捏式及指壓式等。瘦身按摩以輕柔揉捏為主，手臂內側是淋巴腺的所在，先塗上纖體膏，以畫螺旋的方式由下而上的輕輕按摩五分鐘；而手臂外側由下往上以直線的方式輕輕按摩，有利於塑造手臂的曲線。

●●●●減肥食品

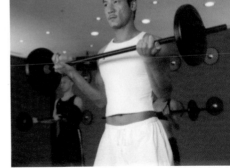

　　猴，五行屬金，減肥食物不妨選擇大蒜、薏仁與大豆。

　　◎大蒜能刺激胃液分泌，增進食慾，幫助消化，有益於想減肥瘦身的人，其所含的大蒜素對多種細菌有殺滅作用，生食大蒜對預防流感、流行性腦炎、霍亂、百日咳等都有作用。

　　◎薏仁可以促進體內血液和水分的新陳代謝，有利尿、消水腫等作用，也可幫助排便，減輕體重。

　　◎大豆中含豐富的卵磷脂，可以增進和改善大腦功能，纖維素既可通便，治習慣性便祕，預防腸癌發生，還能減少人體血中膽固醇含量，對防止動脈粥樣硬化有一定的作用，對瘦身減肥的效用也不錯。

　　◎建議在上午七點到九點或是下午三點到五點食用減肥蔬果，對減肥成效很大。

　　◎建議減肥食譜：大蒜田雞煲

肖猴者的運動養生

　　猴，五行屬金，屬陽，春夏兩季很適合射箭，也適合進行室內羽毛球、健身房裏的肌力訓練或騎腳踏車等運動；秋冬兩季則適合溫水游泳，能增加自信，促進情緒的抒發，同時能改善不良的坐姿與

圖片提供／亞力山大

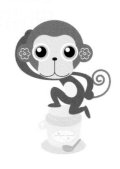

睡姿，使脊椎放鬆，擁有好心情；體質虛弱的人，利用三溫暖來健身亦是絕妙選擇，但心臟病及其它慢性病患者要小心或避免。

●●●● 羽球運動人人皆宜，減肥塑身效果卓著

羽毛球運動適合男女老幼，運動量可根據個人年齡、體質、運動水準和場地環境的特點而定。青少年可做為促進生長發育、提高身體機能的有效手段進行鍛鍊，運動量宜為中強度，活動時間以40分鐘左右為宜。適量的羽毛球運動能促進青少年增長身高，培養青少年自信、勇敢、果斷等優良的心理素質。老年人和體弱者可做為保健康復的方法，運動量宜較小，活動時間以20分鐘左右為宜，達到出出汗、彎彎腰、舒展關節的目的，從而增強心血管和神經系統的功能，預防和治療老年心血管和神經系統方面的疾病。羽球是一種訓練準確性的運動，可在其中得到敏捷性的反應，促使腦部反應加快，手與眼的配合更增加其可看性及運動價值。下半身的運動也可在移位的過程中得到運動的效果，並促進身體的新陳代謝，達到減肥塑身的目的。

腳踏車運動不但可以促進心肺功能，所需要的體力不多，可以隨個人體質自定速度，達到鍛鍊體魄的功效。就運動的方式而言，散步、慢跑或騎腳踏車都能有效地減肥，以次數而言，每週只運動一次或二次，往往不具任何效果，至少得要每週三次以上的運動，減肥效果才會顯著。然而，下列幾種人不適合騎腳踏車：癲癇病患者、腦部開過刀的人、冠心病患者、患閉塞性脈管炎者、孕婦等都應盡量避免騎腳踏車，否則易出意外。

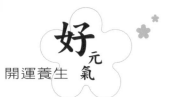

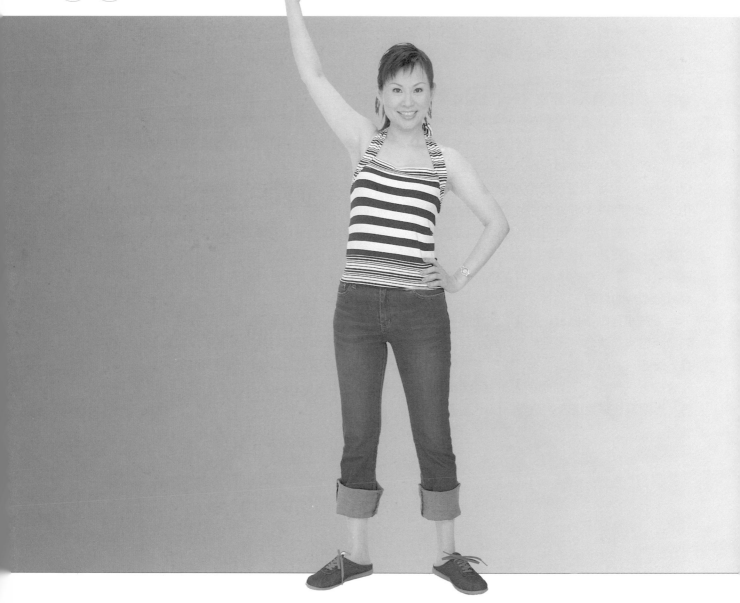

Part**10**

肖雞者的養生健康寶典

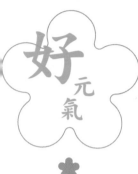

肖雞者的養生觀

●●●●工作賣力身體也要顧，少擔心多運動健康到

屬雞的人一刻不能閒，活力充沛，對工作認真、賣力，不負所託，而且有極佳的外交手腕，能很快且自然地得到他人的認同與好感，所以，若從事有關服務業或與人際關係密切的行業，便能發揮所長，很快得到長官的信賴。

屬雞的人給人亮麗的感覺，在他們自信的外表裏潛藏著易碎、膽小的心，他們不輕易相信別人，又希望與人交往和樂，因為內在常出現矛盾的地方，強烈的自尊心讓他們常受到傷害而不願說出。其實雞族最需要親友不斷地給予肯定與鼓勵，要試著消除心中的不安與矛盾，若不能放心去做事或交朋友，擔心太多只會讓你裹足不前，最後弄得一事無成，心中傷痕累累，怎會有健康的身心呢？養生食品與不斷的運動可以幫助屬雞的人心情穩定與正確的思考，不妨試著好好遵循。

根據生肖雞的屬性為「金」和陰陽五行的推衍，屬雞的人容易患的疾病有肺、腰腎及神智方面的疾病。屬雞的人是天生的理想主義者，凡事要求完美，反而讓自己身心疲憊，韻律操和健美操等都是不錯的運動選擇。此外，鼻子過敏的人可以選擇在冬天進行晨跑運動，不但能夠提升免疫機能，還能夠解決鼻病的痛苦，甚至於有根治的可能；腰痛或者是五十肩的人可以選擇溫水游泳，不但可以紓解疼痛，長期下來也可以使病痛不會再犯。屬雞的朋友平常可以多吃白木耳或是薏仁，可以補氣補身；氣管不好的人可以用杏仁來保養，粉光參是增進身體抵抗力、改善體質、預防感冒最好的食品。

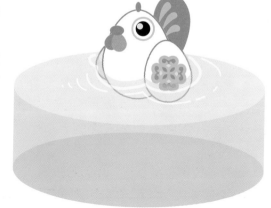

肖雞者的養生食療

　　肖雞的人五行中屬「金」，根據生肖和陰陽五行的推衍，土生金，本身屬性「金」的食物，或是相生「土」的食物，都可以多吃，是肖雞的人提升健康能量與強化活力的泉源，除供給多種營養素外，吃對蔬果還可以治療一些疾病。屬性「金」的食物，例如：大白菜、包心菜、苦瓜、白蘿蔔、大蒜、蓮藕、白芝麻、銀耳、菜花、小白菜、白木耳、洋蔥、荔枝、水梨、蓮子、銀耳等。相生「土」的食物，例如：春筍、芹菜、金針、番茄（黃）、黃瓜、馬鈴薯、大豆、生薑、花生、蘑菇、蠶豆、鳳梨、香蕉、柑、橘、橙、西瓜（黃）、楊桃、

枇杷、木瓜、芒果、黃椒、牛蒡、甘藷、人參、玉米、香吉士、百香果、龍眼、枇杷、榴槤等，都是屬雞的人健康養生蔬果的最佳選擇。

養生蔬菜

●●●芹菜、牛蒡是肖雞者的最佳養生選擇

　◎芹菜含有豐富的維他命A、B、C、P和菸鹼酸等，尤其是維他命P具有降低毛細血管通透性、保護及增加小血管抵抗力、增強維他命C的作用，並有降壓作用。芹菜還含有蛋白質、碳水化合物、脂肪及礦物質。其中磷和鈣的含量高，有鎮靜作用，可降低血壓和血中的膽固醇水平，同時芹菜中含有大量的纖維素，能促進胃腸蠕動，促使大便排出和降低血中膽固醇。

　【注意事項】烹調芹菜時，不宜炒得爛熟，否則各種無機鹽和維他命損失較大。因芹菜性涼，脾胃虛弱、大便溏薄者不宜多食。

　◎牛蒡又名牛大力子，也是蔬菜之一，是日本人常用的食材，含碳水化合物及纖維，屬鹼性食物，有通便效能。牛蒡可用來防治頭痛、煩悶、金瘡、皮膚、搔癢等症。牛蒡中可分

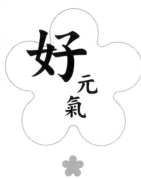

離出一種廣效的抗癌物質牛蒡酚，牛蒡的熱水提取物也顯示了較強的抗癌活性。依中醫學的觀點，牛蒡的功能是疏散風熱、消腫解毒、預防癌症及動脈硬化、改善便祕。在所有根菜類蔬菜中，植物纖維含量最多的是牛蒡，它的水溶纖維和不溶性纖維各占一半，可以使乳酸菌更活潑，徹底發揮改善便祕的功效。木質素是牛蒡所含最多的一種植物纖維，它具有十分優異的抗菌的作用。

【注意事項】孕婦忌用。牛蒡是很強的鹼性食物，罹患接觸性皮膚炎或濕疹的人，要盡量少食用。

養生水果

●●●●荔枝、龍眼是肖雞者的最佳養生選擇

◎荔枝營養豐富，含較多的果糖及維他命C、脂肪、檸檬酸、果膠等對人體有益的物質。因含糖量高，可代糧食釀酒。荔枝能促進血液循環，增強體質，對於平素寒底的人、血壓過低的人（尤其是胃寒的人）頗為有益。凡是貧血引起的心臟衰弱，或肺弱的人，平時適量吃些荔枝乾，有補益作用，頗適用於身體虛弱、病後津液不足的症狀。經常適量食用，有紅潤臉色的美容效果。荔枝自古以來就被視為珍貴的補品，常吃荔枝不但能補腦健身、開胃益脾、補元氣，特別適合產婦及老弱病者食用，而且對於貧血、心悸、失眠、口渴、氣喘等症有良好療效。

【注意事項】荔枝雖好，但一次不宜吃過多，一是難以消化，一是火氣太重，並且易生「荔枝病」，表現症狀為口渴、出汗、飢餓、頭暈、腹瀉，甚至昏迷，主要機理是荔枝裏的豐富果糖進入人體後，需靠肝臟裏的轉化酶轉化為葡萄糖才能吸收利用，吃過多，轉化酶來不及轉化，果糖堆積在血液中，加上荔枝堆滿胃腸，影響食慾，會讓人體吸收的營養相對減少而發生「低血糖症」，尤其是兒童，因體內轉化酶較少，更易得此病，應該少吃。萬一出現上述症狀時，立即給服糖水或注射葡萄糖可解。此外，皮膚易生瘡癤者及胃熱口苦者亦不宜吃荔枝。

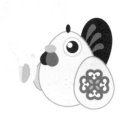

◎龍眼營養豐富，含有豐富的醣類如葡萄糖、蔗糖等，以及較多的蛋白質。礦物質中的鈣、磷、鐵及硫胺素、尼克酸和抗壞血酸的含量也都不低，尤其是磷鐵的含量高於大棗，其養血功能優於大棗，對身體幫助很大，並含有其豐富的脂肪成份及肥皂草素等成分。自古以來，龍眼就是滋補佳品。以乾果入藥，可以補心健脾，益人心智，有很好的養血安神作用，自古以來就被視為滋補佳品，龍眼有抗衰老作用，對腦細胞有一定營養作用，能增強記憶，消除疲勞，據日本研究，龍眼肉的水浸液對子宮頸癌有抗癌作用。

【注意事項】龍眼甘溫，中醫認為甘甜助火，多食易滯氣、胃腹脹滿、食慾減少，所以內有痰火、水濕、風寒感冒者應少食。肺受風熱、痰中帶血時也不宜食用。患痤瘡、皮膚癤腫、盆腔炎、月經多者忌食。

養生中藥及湯品

以百合為主，山藥、茯苓、銀耳為輔，銀耳湯是肖雞者的絕佳養生湯品。

◎百合：味甘，性平，有潤肺、清熱止咳之功效，特別是對有慢性支氣管炎以及肺炎者，效果更佳。

◎銀耳湯：銀耳要先以冷水浸泡半小時，待泡開後去除蒂結，撕成小塊備用，鍋中放水煮開後，將銀耳、紅棗及冰糖一起煮約10分鐘即可。

▲百合

開運食譜

山藥牛雜湯

◎材料：

〔1〕山藥切片、薑片

〔2〕鹽、酒、味素、水4大匙

〔3〕牛雜

◎做法：

牛雜事先用水煮1小時，拿起
切小段後，加入材料〔1〕〔2〕
以大火煮滾，再改小火煮10
分鐘即可。

★雨揚老師的叮嚀★

牛是雞的三合貴人，且五行相生，
山藥能益心補脾腎又助長雞的元氣
和人緣；牛雜豐富雞的財源，所以
這一道養生餐能增進雞的人緣、財
運和健康運。

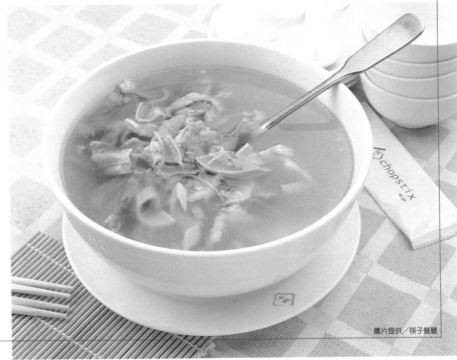

圖片提供／筷子餐廳

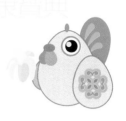

肖雞者的減肥養生

●●●○懶人減肥法：唱歌減肥法

　　唱歌有兩種方式：一是喉嚨發聲，二是丹田發聲。這裏介紹的唱歌減肥方式是採用腹部發聲法，也就是丹田發聲。一般用喉嚨發聲，由於用力的器官不對，往往會造成聲帶的傷害，甚至叫啞了、唱破了，使聲帶產生無法彌補的後遺症。小細節、大學問，不可不慎。

　　唱歌有益健康，這是不爭的事實。尤其是慢性病人在康復的過程中，唱歌能舒暢身心，使心志更堅定，更有復原的強烈慾望。容易焦慮、煩躁、耐性不佳的人，唱歌也有調和陰陽、改變情緒、達到平心靜氣的好處；憂鬱症患者常常唱歌，可以改變消極的意念，使人生由黑白的灰色地帶變成彩色。

　　你也許有這樣的經驗，本來心情鬱卒、情緒極差，唱完歌後，好像忘了原來煩惱的事，身心靈都到了一片淨土，而且唱歌滿費力氣的，唱了幾個小時下來，真可以用「精疲力竭」來形容。原因是唱歌是提升心肺功能的運動，你看許多老一輩的歌星，一輩子不運動，只唱歌，也活得神清氣爽、身材窈窕，這便是明證。

　　運動過後，唱歌特別中氣十足，不信，唱歌前來一段暖身操，或者趁別人唱快歌時，起身熱舞一番；再不然，唱歌前爬個七層樓，保證別人唱不上去的你都能接，很拉風吧！不過唱歌還有另一項祕訣，便是「餓唱飽吹」，意思是說若是玩樂器，如吹口風琴、薩克斯風的人一定要填飽肚子才有力氣吹；而唱歌呢？就要餓肚子才唱得好！因為肚子飽了，氣也沒了，元氣無法聚集丹田，就無法發出美妙的聲音，由於餓著肚子唱歌，又玩得很High、很久，不知不覺身體多餘的熱量和脂肪即消耗殆盡，也就達到減肥的效果了。

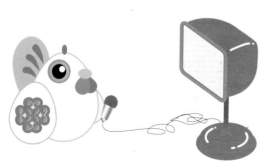

　　唱歌可以促進腦部活動，提升注意力和記憶力，如果腹式呼吸做得好，還可以治療氣喘、智能不足、中風後遺症等。但要注意

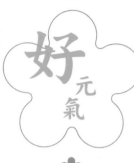

的是唱歌時姿勢要正確，平時小腹微凸者最好站著唱歌，肩頸痠痛者要抬頭挺胸唱歌，來順暢你的任脈。此外，睡前別唱歌，否則會因為精神亢奮而無法入眠。

●●●按摩減肥

肖雞者，五行屬金，屬陰，美麗的雞族要創造出豐美的線條，美化腰部絕對是相當重要的工作！腰部是指肚臍的正後方之腰部，包含脊椎骨。腰部按摩的功效在促進血液循環，使腎氣通暢。尤其喜歡吃零食的人坐在電視前吃個不停，腰腹很容易發胖，是愛美雞族的致命傷，因為當小腹凸起，整個體態就不美了，這也是女人最忌而男人不愛的樣子。按摩時配合精油，可以讓你放鬆，使進行按摩時更為舒暢。基本的腰部按摩可增加運動量，促進循環旺盛，積極消除脂肪，甚至還可以改善手腳冰冷、浮腫的現象。輕輕抓捏贅肉的過程，可促進脂肪的運動量，進一步有效分解脂肪。記得每天花些時間按摩，不能懶惰，才能讓身體窈窕起來。

●●●減肥食物

雞，五行屬金，減肥食物可選擇銀耳、白醋、哈密瓜與苦瓜。

◎銀耳是木耳的一種，具有豐富的纖維，能通便、幫助人體排毒，它所含的卵磷脂有利於體內脂肪燃燒，並帶動體內脂肪運動，有減肥和美體的功效。

◎白醋對人體的幫助很大，食用醋中所含的氨基酸，不但可以消耗體內脂肪，也可以讓醣、蛋白質等新陳代謝順利進行，進而收到良好的減肥效果。

◎好吃的哈密瓜也是雞兒的最佳減肥食材哦！因它含有維生素C，有美容、利尿作用，對瘦身美容的幫助很大。

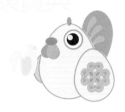

◎苦瓜則含有較多的粗纖維，是其它瓜類蔬菜的1~3倍，並含豐富果膠，可刺激胃腸蠕動，防治便祕，加速膽固醇在腸道的代謝與排泄，降低血中膽固醇，以及加速毒素排出，除了可以防癌，對減肥也有一定的功效。

◎建議在上午七點到九點或是下午五點到七點進食減肥餐，可以促使用餐愉快，輕鬆達到減肥效果。

◎建議減肥食譜：涼拌苦瓜

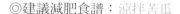

肖雞者的運動養生

圖片提供／亞力山大

雞，五行屬金、屬陰，春夏兩季最適合西洋擊劍，也適合在大自然瀑布旁練氣功，吸收日月精華。屬雞者最易氣虛，免疫力低落，而通常走到瀑布需有耐力和體力。秋冬兩季則可以在室內練氣功、瑜珈或芭蕾，這些美的、柔軟的運動亦適合個性純真善良又有美感的肖雞者；體質虛弱的人可以練練啞鈴及訓練胸肌，能使呼吸順暢，改善胸悶、肺活量不足的情形，並可活絡心情，擁有好氣色。

●●● **常做重量運動可保骨本，啞鈴運動防骨質疏鬆症**

啞鈴可預防骨質疏鬆症，例如，停經後的婦女或老人做重量訓練能增加骨質密度，並增強體力。骨骼中的鈣質隨歲月流失，容易在停經後的婦女或老人身上產生骨質疏鬆症的毛病。要預防骨質疏鬆症，除了多攝取鈣質之外，運動是更為重要的一環，而重量訓練比起有氧訓練更能有效增加骨質密度。女性從少女時代起如果養成運動習慣，並常做重量運動，可及早保存骨本，預防35歲以後骨質流失。對於減肥的人來說，進行重量訓練會比一開始就做有氧運動更輕鬆。啞鈴運動比較緩和，又可使肌肉的比例增加，脂肪減少，看起來身材更勻稱，不會有練出大肌肉的疑慮。對一般男性來說，想要修飾肌肉線條、避免中年發福，最好的方法就是持續的重量訓練；對女性來說，上臂肌肉如果能練得更結實，能讓女性站得更直挺，看起來更優雅。

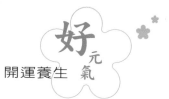

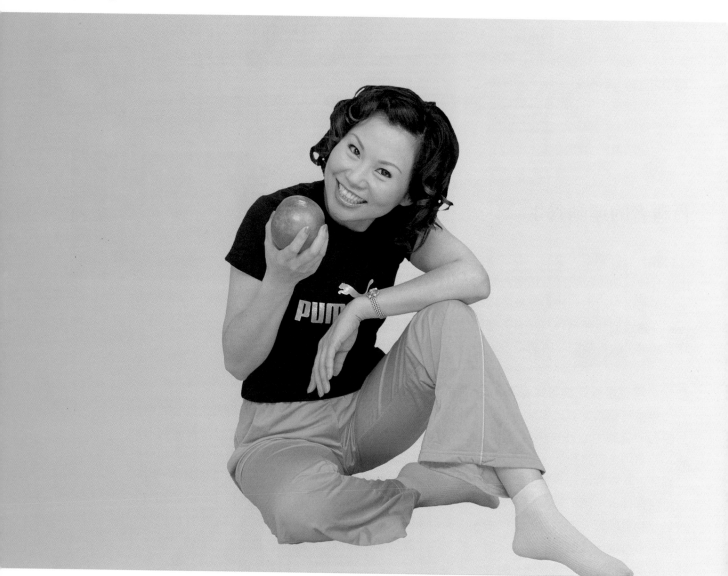

Part 11

肖狗者的養生健康寶典

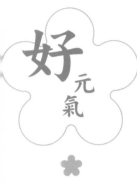

肖狗者的養生觀

●●●○對運動不積極不主動，結伴運動是最佳選擇

屬狗的人個性穩重誠懇，講義氣、有責任心、忠心耿直，不但積極幫助別人，也是個值得信賴與託付的人，加上學習能力很強，常常是團體中的佼佼者，亦是長官得意的左右手。缺點在於他們主觀且易發怒，對於不投緣的人，連半句話都懶得說，在人際關係上，是一種無形的傷害。若能修身養性，圓融一點，必能提升各方面的運勢，況且，常動怒對健康養生方面並沒有好處，但是真正危害狗兒健康的原因是懶，懶得看病、懶得運動、懶得養生等，這些藉口常讓肖狗的人身體健康亮起紅燈。

博學多聞的狗族，不會刻意維持自己的身材，他們認為外表只是虛幻的，智慧才是最實際的，對美食主義者的狗族們，美食當前是先吃了再說，因此中年之後容易因為缺乏運動而發福，而且進餐的時候，為講求效率而狼吞虎嚥，也會影響到腸胃的功能，都是需要注意的地方。根據生肖狗的屬性為「土」和陰陽五行的推衍，屬狗的人最容易患的疾病有腸胃消化系統以及血液循環的病變，此外，頭痛、失眠、心悸等毛病也要注意。

屬狗的人對於運動不夠熱衷，不積極也不主動，所以結伴運動是最佳的選擇，所謂「仁者樂山」，走一小段山路、泡個溫泉澡，可以促進新陳代謝，調整腸胃功能，疲倦的時候不妨洗個三溫暖，藉著蒸氣烤箱的熱度去掉多餘的油脂，神清氣爽，每一天都是嶄新的一天。屬狗的人平時保養身體可以多吃冬蟲夏草，它可以增強免疫功能、預防感冒，尤其是氣管不好的人、常咳嗽的人更應該多吃。另一樣對狗族也不錯的食補是枸杞茶，它可以補腎明目，讓眼睛更有神韻，戴眼鏡的朋友不妨多喝，為老年存健康本錢，現在開始就要懂得養生了。

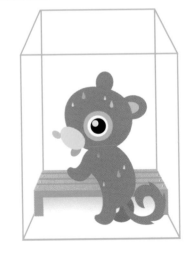

肖狗者的養生食療

　　肖狗的人五行中屬「土」，根據生肖和陰陽五行的推衍，火生土，本身屬性「土」的食物，或是相生「火」的食物，都可以多吃，是肖狗的人提升健康能量與強化活力的泉源！除供給多種營養素外，吃對蔬果還可以治療一些疾病。屬性「土」的食物，例如：春筍、芹菜、金針、番茄（黃）、黃瓜、馬鈴薯、大豆、生薑、花生、蘑菇、蠶豆、鳳梨、香蕉、柑、橘、橙、西瓜（黃）、楊桃、枇杷、木瓜、芒果、黃椒、牛蒡、甘藷、人參、玉米、香吉士、百香果、龍眼、枇杷、榴槤等。相生「火」的食物，例如：番茄（紅）、茄子、南瓜、胡蘿蔔、辣椒、雪裏紅、山藥、芋頭、山楂、紫菜、紅菜、紅椒、紅豆、枸杞、蓮霧、水蜜桃、火龍果、紅毛丹、鮭魚、螃蟹、蝦子、龍蝦、豬肝、鴨血、豬血等，都是屬狗的人健康養生蔬果的最佳選擇。

養生蔬菜

●●●●**馬鈴薯、山藥是肖狗者的最佳養生選擇**

◎馬鈴薯營養豐富，主成分為澱粉，且為優質澱粉。其蛋白質含量明顯高於普通的根莖類蔬菜，而且是完全蛋白，各種氨基酸齊全，脂肪、粗纖維、鈣、磷、鐵均高，維他命C、土豆素都優於米麵；含豐富的維他命B1、B2，熱量高，能供給人體大量熱能，據美國農業機構研究：每餐只吃全脂牛奶和馬鈴薯，可得到人體所需的全部食物原素。其還含有較多的鉀和鉀鹽，能利尿，增加血管彈性，促進膽固醇的排除，並具有降壓作用，適用於有浮腫的心臟功能不全者食用，有消腫、利尿作用，是心臟病、腎臟病人的有益食品。

　　【注意事項】馬鈴薯含不少易溶於水的營養素，因此削皮或切後盡量不泡水，以防營養大量流失。它含有一種有毒的龍葵素，當發芽時，毒素可增加一百倍，所以發芽嚴重時不宜再食用，吃了這種發芽馬鈴薯可引起中毒，輕則口乾、發麻、噁心、嘔吐、腹痛、腹瀉；重

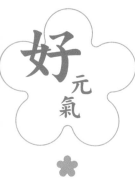

則有發燒、呼吸困難、抽搐症狀。輕者可喝些淡鹽水或糖水，以補充損失的液體和鹽分，中毒較重者須盡快就醫。

◎山藥既是食用佳蔬，又是一種名貴的藥材，尤其是人工種植的家山藥。山藥含有澱粉黏液質、澱粉酶、糖蛋白等成分，具有補脾養胃、補肺益腎的功效，可用於治療脾虛久瀉、慢性腸炎、肺虛咳喘、慢性胃炎、糖尿病、遺精、遺尿、白帶等症。山藥營養的最大特點是含有大量的黏蛋白，黏蛋白是一種多糖蛋白質的混合物，對人體具有特殊的保健作用，能防止脂肪沉積在心血管上，保持血管彈性，阻止動脈粥樣硬化過早發生，還可減少皮下脂肪，因此有減肥作用。此外，也能防止結締組織的萎縮，故能預防類風濕關節炎、硬皮病等膠原病的發生。

【注意事項】山藥屬於補益食品，又有收斂作用，所以，有濕熱寒邪以及大便乾燥等症者不宜食用。

養生水果

●●●●枇杷、甘蔗是肖狗者的最佳養生選擇

◎枇杷為薔薇科植物枇杷的果實。味甘酸，性涼。有潤肺止咳、和胃生津之功效，可用治肺熱咳嗽、虛熱肺痿或肺燥咯血，以及胃熱、胃燥、口渴、嘔逆等症。枇杷果肉含有豐富的維生素A和糖、鈣、鎂等成分，營養價值高。枇杷葉可入藥，有止咳、清肺、止吐逆、潤五臟等功效。枇杷果有止渴、退火的功能，是潤肺、止渴、健胃、清熱的良藥。枇杷皮可治吐逆、消化不良等症。枇杷果不僅味道鮮美，而且營養豐富，它還含有苦杏仁，僅次於杏仁含量，為防治癌症的特效藥。枇杷的花、葉、果、皮皆可入藥。花可止痰止渴，治頭痛、傷風；蜜蜂所釀枇杷花之蜜稱枇杷蜜，其味香甜醇口，有潤肺止咳作用，是蜜中上品。枇杷葉是常用的中藥材，味苦，性平。入肺、胃經，功效：清肺止咳、和胃降逆，是一味止咳止嘔的常用藥物。

【注意事項】枇杷葉背面多絨毛，要刷毛再用，以免刺喉作癢，或用布包煎。枇杷葉清泄苦降，胃寒嘔吐及肺感風寒的人忌服。

◎甘蔗味甘，性寒，無毒，主下氣和中，助脾氣，利大腸，消痰止渴，除心胸煩熱，解毒。止嘔吐反胃，寬胸膈。李時珍說：蔗，脾之果也。其漿甘寒，能瀉火熱；煎煉成糖，則甘溫而助濕熱。蔗漿消渴酒，自古稱之。按照中醫藥的功能，甘蔗有解熱止渴、和中寬膈、生津潤燥、助脾健胃、利尿、滋養的功效。可用於口乾舌燥、津液不足、小便不利、大便祕結、反胃嘔吐、消化不良、發燒口渴。甘蔗汁生飲性甘寒，適宜熱病傷津、心煩口渴、身熱尿赤、肺燥咳嗽，而熱性病飲生蔗汁最好，喻為「天生復脈湯」。但甘蔗汁煮熱則性轉溫，有補益功效，具有益氣補脾、和中下氣、滋養保健功能。古人說甘蔗為脾果，是因為甘蔗汁入脾經，有助脾的作用。

【注意事項】生甘蔗甘寒，脾胃虛寒的人不宜使用，所以說，甘蔗雖稱為脾之果，有益脾胃之功，但中醫理論說「脾惡濕」，所以濕寒的人食甘蔗不僅無益反而有害。還有，甘蔗若發霉、生酒味、酸化者不可食用，會引起中毒。總之，任何食物都有宜忌，而非絕對有益或有害。今人視甘蔗為普通食物，盛產時便宜且隨處買得到，但若適時適症食用，對健康大有助益。

養生中藥及湯品

可以薏仁為主，荷葉、蓮藕、黃耆為輔，平時可多喝黃耆茶來養生。

◎薏仁：屬清補利濕的藥方，對腳氣水腫、風濕痛、痙攣、腹瀉、疝氣等頗有療效。

◎黃耆茶：味甘，性溫，可補虛益氣，有促進血流的功能，還能提高免疫力，增加吞噬細菌的功能，可與紅棗一起放進煮沸的熱水中浸泡10分鐘後飲用。但體質燥熱或火氣大的人不宜飲用過多。

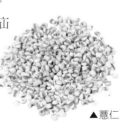

▲薏仁

開運食譜

清蒸鱈魚

◎材料：

〔1〕鱈魚二片

〔2〕蒜頭切末、辣椒片、醬
　　油膏、蔭豉酒、味素

〔3〕蔥花、香油

◎做法：

將鱈魚置於盤中，在上面加
入材料〔2〕，進蒸籠大火蒸8
分鐘即可拿出，後擺蔥花，
再用熱香油淋上即可。

★雨揚老師的叮嚀★

鱈魚是狗的財源，亦能增長狗的智
慧，蔭豉強化財運、增進健康；而
蔥花促使狗名利雙收，所以吃愈多
愈好，這一道養生餐能增進生肖狗
的名利、財運和健康運。

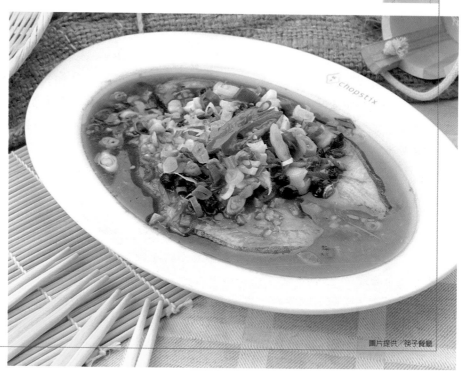

圖片提供／筷子餐廳

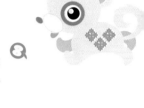

肖狗者的減肥養生

●●●懶人減肥法：按摩減肥法

按摩減肥已蔚然成為一股風潮，很多減肥者透過按摩來輔助減肥。所謂「按摩減肥」是透過按摩促動脂肪，使它經常處在柔軟而且容易燃燒的狀態。例如，平常缺乏運動而積存於腰部的脂肪，反覆對腰部進行按摩，可以有非常明顯的效果。

按摩種類繁多，而且隨著部位的不同，按摩的手法有一些差異。普通的按摩手法是使用整個手掌來回揉搓按摩，特別適用於肌肉硬的部位。抓捏式按摩則是使用第一、二兩節手指對減肥部位進行抓捏、按摩，像拉著皮膚一樣，手指在體表上移動，適用於皮膚鬆弛或脂肪豐富的部位。另外，以拇指為主力，其他手指為輔助，左右、反方向來回扭轉，比較適合於肌肉多而脂肪厚的部位。按摩後可以再輔助以撫摸、摩擦、扭轉、收縮、拍打、彎曲等動作來改善減肥效果。

在按摩減肥過程中，要講究按摩的方向與方法。首先在自己希望瘦身部位的上部開始按摩，然後順著肌肉，由下向上按摩，並由離心臟遠的部位開始向心臟方向按摩。這樣可以使血液迴圈更好，新陳代謝旺盛，而增加按摩效果。此外，還可以透過穴道按摩、局部按摩等方法來促進減肥。

頭部的按摩也很重要，配合刮痧效果更佳，如果壓力反應在頭部，造成頭部的高度緊張，就會出現頭痛、失眠、焦慮、腦脹等狀況。這個時候，做一次頭部按摩能舒暢身心，達到立即舒緩的好處。

頭部有許多重要穴道，如眉頭凹陷處的睛明穴、眉尾凹陷處的太陽穴、頭頂正中的百會穴，以及後髮際線的風池、風府穴都是舒壓重點。找不到這些穴道也沒關係，哪裏痛就按那些痛的點，因為「痛」表示「不通」，表示血液循環不良，剛按時會痛，但「通」了以後就很舒服，而且因為血液暢通，帶氧量充足，也能將一切廢物及多餘的脂肪消除，達到減肥的目的。

> **小妙方**
>
> ◆按摩減肥的過程中，適時喝一些果醋，改變身體的酸鹼值，也可搭配枸杞茶或紅棗茶來補氣補血。

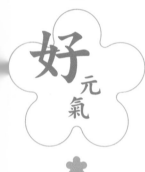

●●●●按摩減肥

肖狗者，五行屬土，屬陽，背部推拿對肖狗者是一種享受，是最易放鬆全身的方式，尤其是對負有責任使命的狗兒而言，似乎背了一身的疲倦與荷負，對人有情有義，偶爾也要對自己好一點，做個精油SPA按摩一下吧！背部按摩很重要，因為人體的背部集中了五臟六腑的樞紐，並負責將大腦發出的信號傳達至全身，不妨利用各式精油，透過對人體背部的經絡、穴位以及皮膚進行手法刺激，從而達到護膚、活血、養身之功效。背部按摩的功效在於緩解腰背痠痛，治療腰背部肌肉損傷及經痛所致的腰痛，也能將多餘的脂肪甩掉，並且對於調整不良姿勢也有一定的幫助。平時應保持脊骨挺直，才是減輕背部壓力的基本要件，每天花點時間搓揉消除背部肌肉痠痛，如此就可以達到解壓、塑身的效果，讓你身心全部放鬆，永保青春健康與活力。

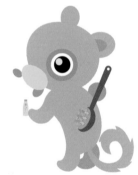

●●●●減肥食品

狗，五行屬土，減肥食物有麥片、番茄與黃豆芽。

◎麥片含有豐富纖維質，每天吃一碗燕麥片，堅持食用一段時間，能讓體重下降。

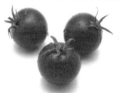

◎番茄也是狗兒們的健康瘦身食材，其檸檬酸、蘋果酸能促進鈣、鐵吸收，並能幫助分解脂肪及防治消化不良；其內含的纖維素可促進胃腸蠕動，有通便、降低膽固醇作用，保持健康窈窕，是美容佳蔬。

◎黃豆生成黃豆芽，許多原有的營養物質都大大增加，並增添了大量的維生素C，不過，更重要的是，黃豆芽不含膽固醇，黃豆芽中的葉綠素能防治直腸癌，還有減肥的作用。

◎建議在早上五點到七點或是中午十一點到一點食用減肥餐，能輕鬆快速達到減肥效果。

◎建議減肥食譜：黃豆炒肉絲

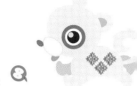

肖狗者的運動養生

　　狗，五行屬土，屬陽，春夏兩季最適合直排輪、滑板運動，如果能結合舞蹈動作更棒；秋冬兩季適合慢跑，無論是戶外好空氣或室內跑步機皆宜，體質虛弱者可以從溫水慢速游泳開始，不僅可以運動強身，提升免疫力，水的浮力和摩擦力對皮膚也是很好的按摩。屬狗的人只要願意多動，即能散發致命吸引力，並能集中精神，提升工作效力和戰鬥力，真是一舉數得、事半而功倍。

●●● 搭配音樂跳溜冰舞，消耗脂肪樂趣無窮

　　溜冰、直排輪的玩法非常多樣化，除了一般的滑行外，還可以搭配音樂跳溜冰舞，進階者還可以練習花式溜冰、曲棍球溜冰，不同的玩法需要不同設計的直排輪來搭配，初學者選購時應依自己的需求來選擇。選擇適當的直排輪是入門時最須注意的，切勿貪小便宜而買到傷害腳的鞋子，其後果不堪設想。溜直排就像是在游泳般，皆屬於全身協調性運動。學習溜直排時切忌求快，基礎動作的熟練不能忽視，剛開始學時可能比較有挫折感，但只要一上手就樂趣無窮了！直排輪是不分年齡層的運動，它增加人體吸收氧氣的能力，而且由於它的衝擊性較慢跑低，是運動傷害的復健項目之一，除此之外，溜直排輪還可以增加人體肌肉以及各部機能的協調性，當然，也有消耗卡路里的減肥功效。

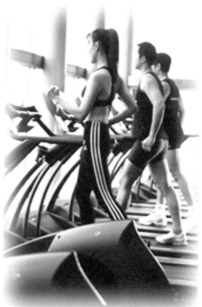

◀ 狗兒在秋冬兩季適合進行慢跑運動。

圖片提供／亞力山大

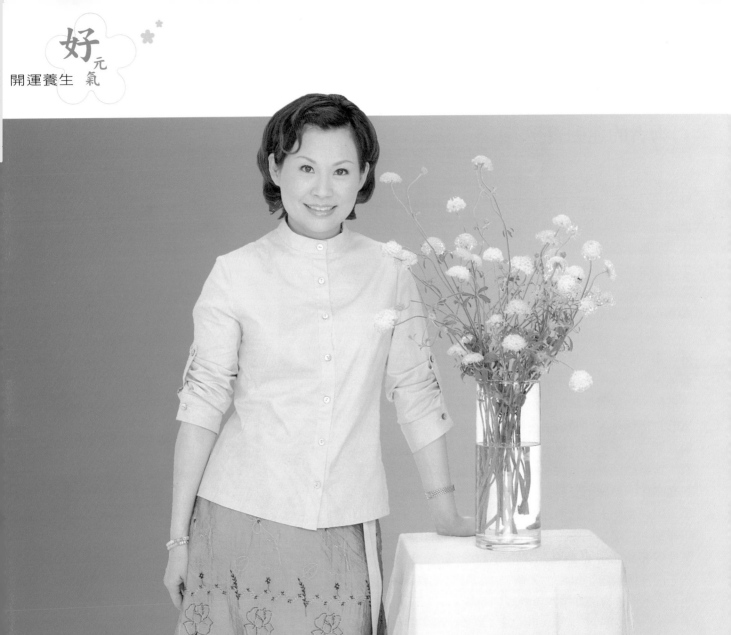

Part 12

肖豬者的
養生健康寶典

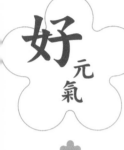

肖豬者的養生觀

●●●● 少喝酒、少熬夜，養成常上廁所好習慣

屬豬的人個性較文靜溫和，待人和善，不拘小節，凡事以和為貴，並且有極高的想像力，充滿好奇心，有時會給人不切實際、天真的感覺，但卻是一個可以談心的朋友，不懂得設防，讓人易接近，卻也容易在人際關係上受到傷害，或多或少的保護自己是必要的，不要一古腦兒的投入感情，赤裸裸地表現自我與無限的付出，小心最後只有讓人隨意宰割的份。

由於浪漫又注重生活品質，屬豬的人可不會拚命地吃喝，他們吃得精又好，總是能夠保持纖纖合度的好身材，根據生肖豬的屬性為「水」和陰陽五行的推衍，屬豬的人最容易患的毛病像是腎臟病、泌尿系統、淋巴系統的病變，平常除養成常上廁所的習慣外，要少喝酒、少熬夜，此外，婦女朋友要多保養自己，尤其不可以忽略坐月子期間的調養，以免日後產生煩人的婦女病。生在冬天的豬族要留意關節炎和膝蓋的疼痛；年輕有活力的豬寶寶，可以選擇水上運動，舉凡游泳、滑水、浮潛，都能夠滿足精力充沛的豬族；年長者除了散步練氣功以外，外丹功也是很好的選擇。如果有機會能夠到郊外去尋幽訪勝那就更好了，特別是以輕快的步伐走進瀑布區，在瀑布旁練習深呼吸或者是打坐練功，都有延年益壽、增強抵抗力、改善慢性疾病的療效。

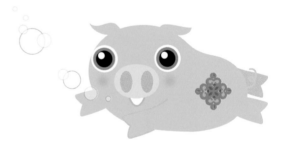

屬豬的朋友平時可以多吃淮山、薏仁，或者蓮子之類，有病的人可以藉此增強抵抗力；沒病的人可改善體質、增加睡眠，並且有保濕、美白的效果，這些都是天然食品，尤其是薏仁可大量的吃，它可以健脾補肺、清熱，治風濕、關節痛、腳抽筋等都有不錯的療效。

肖豬者的養生食療

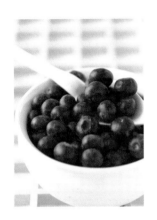

　　肖豬的人五行中屬「水」，根據生肖和陰陽五行的推衍，金生水，常食用本身屬性「水」的食物，或是相生「金」的食物，都可以多吃，是肖豬的人提升健康能量與強化活力的泉源，除供給多種營養素外，吃對蔬果還可以治療一些疾病。屬性「水」的食物，例如：芝麻、香菇、黑木耳、髮菜、葡萄（黑）、黑棗、栗子、海帶、黑豆、藍莓等深色食物。相生「金」的食物，例如：大白菜、包心菜、苦瓜、白蘿蔔、大蒜、蓮藕、白芝麻、銀耳、菜花、小白菜、白木耳、洋蔥、荔枝、水梨、蓮子、銀耳等，都是屬豬的人健康養生蔬果的最佳選擇。

養生蔬菜

●●●● 黑木耳、大蒜是肖豬者的最佳養生選擇

　　◎木耳（黑木耳）為木耳科植物木耳的實體。味甘，性平。有潤燥利腸、涼血止血功效。可治痔疾便血、尿血崩洱，以及創傷出血等症。黑木耳營養豐富可補血、美肌、清腸胃、降血脂，黑木耳含有蛋白質、卵磷脂、多醣體、植物膠、粗纖維、尼克酸及胡蘿蔔素等有益成分，而且還富含礦物質鈣、磷、鐵及維生素B1、B2等營養成分。尤其是含鐵量比芹菜大約高出二十倍，比豬肝高出約七倍，是一種非常營養的天然補血食品。黑木耳具豐富的纖維，能通便、幫助人體排毒。它所含的卵磷脂有利於體內脂肪燃燒，並能帶動體內脂肪運動，有減肥和美體的功效。此外，黑木耳中的膠體物質，能幫助人體去除體內微小的纖維性粉塵，因而適合美髮業、紡織、採礦等業人員做為保健食品。另外，黑木耳也是一種天然的抗凝劑，有治動脈硬化、冠心病、高血壓和高血脂症的作用；其還具有抑制血小板聚集及抑制血栓形成的作用，對預防中風及心肌梗塞有獨特之效。其所含的一種多醣類物質能抗癌活

性，常吃有抗癌作用。

【注意事項】木耳性平味淡，可以潤肺滋陰，益氣和血；但風寒咳嗽者忌食。

◎大蒜含有豐富的B1、B2、C等維生素以及蛋白質、脂肪、碳水化合物、鈣、磷、鐵等多種礦物質。大蒜能刺激胃液分泌，增進食慾，幫助消化；其所含大蒜素對多種細菌有殺滅作用，生食大蒜對預防流感、流行性腦脊髓膜炎、霍亂、百日咳等都有作用。因含鐵元素較為豐富，有防治貧血、促進肌體新陳代謝的作用；所含配糖體類物質能使高血壓患者血壓下降，大蒜中的硫化混合物有降低膽固醇、三甘油脂的作用，因此可防止動脈粥樣硬化及冠狀動脈栓塞，減少心肌梗塞的危險。明顯的抗癌作用更為人們樂道，特別是對消化道癌症效果極佳，其提取劑對多種癌症都有效。此外，大蒜還能降低血糖、防治糖尿病，亦能刺激氣管黏膜，有祛痰作用。

【注意事項】大蒜以生食為好，煮熟後其中的殺菌素易在加熱中破壞，生食辣味較濃，並易在口腔中留下較特殊的臭味，可用濃茶漱口，或嚼些大棗、幾片茶葉，以減輕或消除氣味。由於蒜能刺激胃酸分泌，胃酸過多及十二指腸潰瘍患者應慎用，此外陰虛火旺及眼睛不好的人，過食大蒜能動火、耗血，也應少吃或不吃大蒜。

養生水果

●●●●桑椹、棗是肖豬者的最佳養生選擇

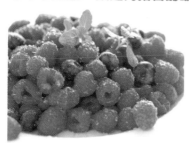

◎桑椹為桑科植物桑的成熟果。味甘，性寒。有補益肝腎、熄風滋液功效。可用治肝腎陰虧、消渴、便祕、目暗耳鳴及鬚髮早白等症。桑椹含有水分、蛋白質、脂肪、醣類，維生素A、B1、B2、C、D及礦物質鈣、磷、鐵、鈉等營養成分，適量食用有生津止渴、促進消化、幫助排便等作用，還可用來防治胃病、便祕及關節疼痛，也很適合糖尿病或體

質陰虛有火、易便祕、髮稀易落的人，做為食療養生的水果。

【注意事項】桑椹性寒涼，又具有潤腸通便的效用，所以原本脾胃虛寒、經常便溏腹瀉的人不宜食用。且桑椹還含有胰蛋白抑制物，會使胰蛋白的活性降低，導致蛋白質的消化吸收不良，而出現腹痛、腹瀉、噁心、嘔吐等症狀，所以常常消化不良的人也不宜食用。

◎大棗營養豐富，內含蛋白質、脂肪、糖類、礦物質、維他命等，其中糖及維他命C含量尤豐，有「活維他命丸」的別稱。另外維他命P也很多，比檸檬還豐富，其所含的蛋白質也近乎果類之冠。因含有大量維他命C，對於抗癌、防癌及延年益壽有重要作用，維他命P能健全毛細血管，可降低血液中膽固醇及甘油三脂含量，對防治高血壓及動脈硬化、冠心病、腦溢血大有好處。大棗自古以來就是很常用的中藥，以之治療脾胃虛弱、氣血不足、肺虛咳嗽、倦怠乏力等症。民間相傳常食棗能使人常保青春，有「日進三棗，不易見老」之說。

【注意事項】棗雖好，但多食易損齒，助濕勢。凡有痰濕、積滯、齒病、蟲病者均不宜食棗。另外，大棗不可與大蔥同食，令人五臟不和；不能與魚同食，令人腰腹痠痛，這些也是在食棗時應當注意的。

養生中藥及湯品

可以黑豆為主，再搭配杜仲、川貝、粉光參，平時可泡粉光參茶來養生。

◎黑豆：含有豐富的蛋白質，營養價值高，有明目、活血、解毒、消腫止痛之功效，曾經有段時間非常流行黑豆減肥，對有腸胃潰瘍或腸胃虛寒的人則不宜。

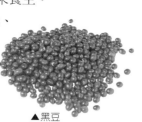
▲黑豆

◎粉光參茶：粉光參是補元氣的重要藥材之一，除了有助於消除疲勞，還可增強抵抗力、幫助新陳代謝，泡水飲用即可。

開運食譜

蟹黃一品煲

◎材料：

〔1〕蝦子4隻、魚片3片、香菇3朵、蛤蜊5粒、
　　花枝4片、魷魚4片、豆腐半塊

〔2〕蟹黃、水2大匙

〔3〕香油

◎做法：

用水燙材料〔1〕撈起，加入材料〔2〕同煮
至蟹黃均勻，勾芡澆香油即可。

★雨揚老師的叮嚀★

蝦子與豬互為有情之品；魚片、蛤
蜊、花枝、魷魚豐富豬的人脈和財
源；豆腐強化豬的功名運；蟹黃畫龍
點睛，有貴人之氣，所以這一道養生
餐能增進豬的貴人運、財運和人緣。

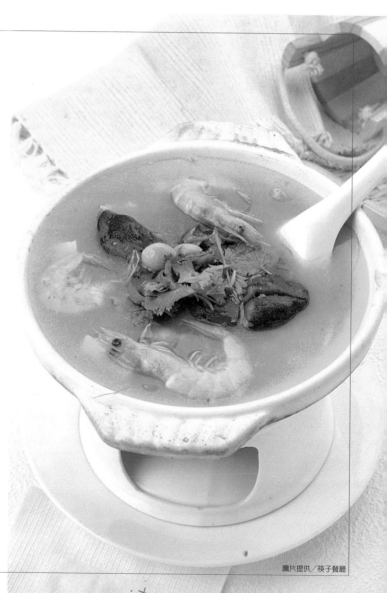

肖豬者的減肥養生

●●●■懶人減肥法：睡眠減肥法＆斷食法

睡覺時會燃燒熱量，消除多餘的脂肪，所以常常覺得一覺醒來飢腸轆轆，肚子都凹下去了，特別是睡前做些暖身運動或腹部深層呼吸後蓋上棉被，那種熱能燃燒就像悶燒鍋一樣，悶出一身的油和汗。如果能搭配一種較緊身、特殊材質的塑身衣，效果會更好。

平時洗完澡，在身上拍上一些消脂的保養品，能使皮膚光滑，肌肉變得緊實而有彈性，不但減少了脂肪和贅肉，甚至連橘皮紋也改善了。最重要的是和睡眠配合，因為擦上瘦身保養品之後，最好讓全身保持放鬆狀態，使臟腑和大腦得到充分的休息和睡眠。體表由於瘦身膏的刺激，自動而有效地促進循環代謝，防止水分及廢物囤積，也加速脂肪的自然分解，防止細胞再度腫脹，因而增加皮膚的韌性和彈性，達到睡眠減肥的效果。

性愛也有瘦身的功效，但前提是不斷變化姿勢，且必須建立在男女雙方都盡興的基礎上，配合睡眠的質和量，是極為有效的養生減肥法，熱戀中的男女常常瘦一大圈，就是明證。

和睡眠減肥交互運用的另一絕配，便是斷食法。斷食法有許多方式，我個人偏愛18小時斷食法，簡單又有效，而且執行起來並不困難。

18小時斷食法

Step1：選擇一個輕鬆的週末，在晚餐時飽餐一頓，可以和朋友或家人聚餐，選擇自己喜歡的美食，好好慰勞自己，算是斷食前的獎勵吧！不過要記得早一點吃，最好在六點結束。從晚餐後一直到隔天中午不要進食，算算已有18個小時了，早上不妨慵懶地睡個回籠覺，或者一覺到中午，彌補過去的不足，也趁機睡個美容覺（不論是男人或女人，睡眠的確有利於和顏悅色，使膚質、氣色都明亮照人）。

Step2：中午吃個清爽的午餐，也許是一碗稀飯，配些燙青菜、小魚乾，喝一杯番茄汁就好；也可以是一個蘋果、一根香蕉或榴槤等澱粉質的水果；搭配蒟蒻類食品，如蒟蒻、山

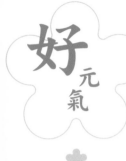

粉圓或石花菜。總之斷食18小時後，食物愈清淡愈好。

　　Step3：晚餐漸恢復正常，但仍然保持八分飽，並且在六點前結束，然後再斷食18小時，漸漸恢復中餐和晚餐的量。

　　這個方法每月可以實施兩次，每次可瘦1.5公斤，但是有睡眠障礙的人不可嘗試，必須先調整自己的睡眠品質後才能進行。嚴重失眠可求助醫生，甚至服用安眠藥。有些人忌諱吃安眠藥，認為有副作用，其實失眠的痛苦，造成焦慮不安等情緒上的問題，可能要比吃藥的副作用更大，所以千萬別因噎廢食。此外，找中醫放血可治療長期睡眠不良，至於輕微的失眠，點上薰衣草精油，通常效果是不錯的。

　　睡眠減肥的方法富有多變性，可與性愛養生、斷食療法、瘦身保養品互相搭配使用，北宋文學家蘇東坡就是善用此法養生的明證。睡眠前不要喝太多水，以防上廁所的次數破壞了睡眠品質，平時可以喝些黑豆茶、決明子茶滋補腎陰，達到減肥養生的目的。

●●●● 按摩減肥

　　肖豬者，五行屬水，屬陰，腿部的脂肪是最難減掉的部位，也是大部分屬豬的人心中的痛，最常因為腿粗或腿痠而煩惱，如果你有這樣的現象，不妨每天花個15分鐘做腿部的減肥按摩，持之以恒，減輕腿部的壓力，還可以塑造美美的腿型，一舉兩得。你可知道按摩腿部的效益良多？不但可以消除下半身的壓力，紓解背部的痠痛與緊張，還可以溫暖、鎮定並伸展整個腿部，同時可以讓倦怠的循環系統活絡起來，所以每天回家做做抬腿動作，對肖豬者而言是一種享受，也是最好的瘦腿方式！不妨花個15分鐘泡泡腳、去去腿部角質。按摩這個動作對腿部消腫的效果特好，抹上有消水腫、促進血液循環的按摩霜，或者擦上散發淡淡清香味的精油也可以，每天用愉快的心情按摩腿部，可達到紓緩壓力、塑身的效果，整個腿部都會很輕鬆，整個人也輕鬆起來了。

●●●● **減肥食品**

　　豬，五行屬水，減肥食物不妨選擇黑醋、豆芽菜與白菜。

　　◎食用醋中所含的氨基酸，不但可以消耗體內脂肪，還可以讓醣類、蛋白質等新陳代謝順利進行，進而收到良好的減肥效果。

　　◎豆芽菜味甘，性涼，富含植物蛋白及維生素，常食用有助於消膩、利尿、降脂，達到瘦身的效果。

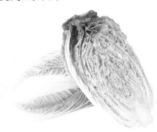

　　◎白菜美味爽口，營養價值高，它含有豐富的鈣以及豐富的纖維素，並有鋅、銅、鉬、錳等微量元素，對預防動脈硬化及心血管疾病都有好處，並能增進腸道蠕動，保持大便暢通，對減肥有一定的助益。

　　◎建議在早上五點到七點或是下午一點到三點進食減肥餐，可以讓用餐愉快，輕鬆達到減肥效果。

　　◎建議減肥食譜：涼拌花生白菜絲

肖豬者的運動養生

　　豬，五行屬水，屬陰，春夏兩季最適合游泳、跑步，強化心肺功能，提升免疫力，增加成就感和自信心，也能改善人際關係，增強愛情運；秋冬兩季適宜溜冰、滑雪，享受雪上滑行的快感樂趣。體質虛弱者適合洗溫泉、三溫暖或SPA按摩，由淺入深，由內而外改善體質，增強體力。

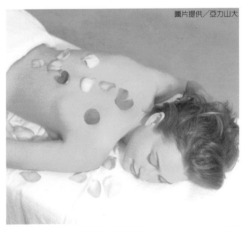
圖片提供／亞力山大

▲SPA按摩可改善體質，增強體力。

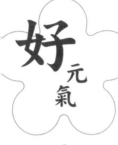

●●●●泡湯好處多多，時間不宜過長

泡湯的好處多得數不完，首先，對於手腳冰冷的女生來說，經常泡湯可以加速血液循環和新陳代謝，增強身體的免疫系統，改善手腳冰冷的擾人毛病；另外，泡湯對於想要減肥的人也是大有助益，有數據指出，只要在約42℃的水中浸泡約20分鐘，就可以消耗身體熱量300大卡。泡湯之前，先將身體仔細地清洗乾淨。泡湯雖然十分舒服，但是最好不要超過30分鐘，而容易乾癢龜裂的敏感性肌膚或是含水量較少的肌膚，在浸泡溫泉之後，最好立刻以乳液按摩全身，可以達到滋潤肌膚的功效！另外也提醒你，在泡湯後要記得喝上一大杯的溫開水，來補充身體流失的水分。有些情況不適合泡湯，如飢餓時、剛飽餐後都不要立即入浴，睡眠不足或熬夜用腦過度時猛然泡湯，可能會導致腦部貧血或溫泉休克現象。喝酒或醉酒後也不要立即入浴，由於溫泉浴會使血液循環加速，醉酒泡湯，小心腦溢血。長途舟車疲倦、勞累時，或剛做過劇烈運動後，女性經期前後，孕婦、心臟病或高血壓患者、發燒者，以及急性疾病患者，最好不要浸泡溫泉。

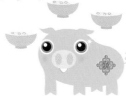

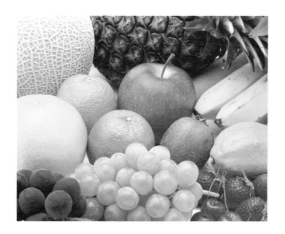

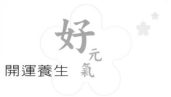

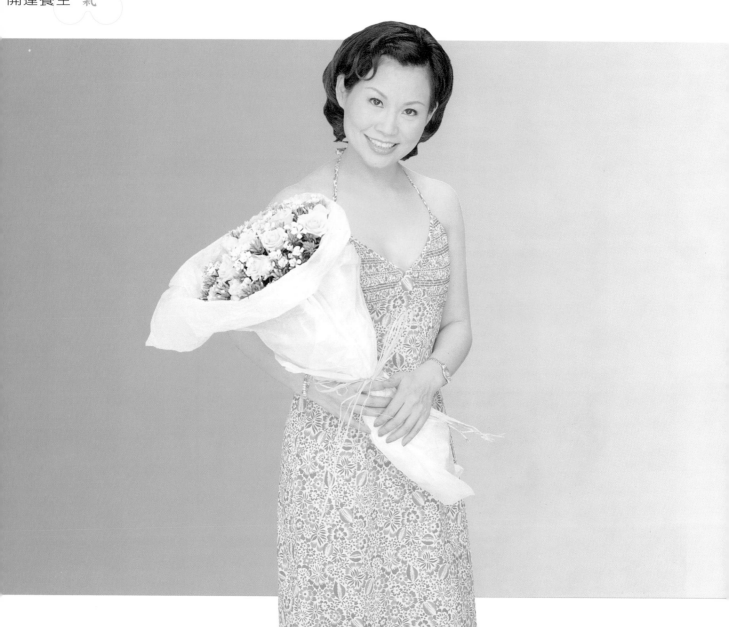

結論

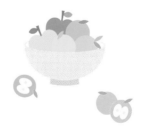

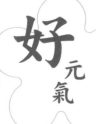

吃到飽傷胃又受罪

近幾年，日本流行「大胃王」比賽，每次看了都覺得很殘忍，為了拿些獎金或獎品，狼吞虎嚥，虐待自己的食道和胃，有些人吃到吐，有些人痛苦掙扎卻仍執迷不悟，不知一次嚴重性的破壞，腸胃的自律神經需要耗費多少時日重建，真是「自作孽」！

台灣也流行「吃到飽」，很多人抱著占便宜的心態，一盤接著一盤，生意好的店還限制用餐時間，必須在有限的時間裏，盡其所能，才不算吃虧，殊不知，看不見的虧更大。

除了大量進食不健康之外，一次吃下太多種類的食物，腸胃系統一下子無法分泌多類的酵素分解，造成囤積肥胖，事後，每每花錢去減肥，真是浪費又受罪，表面占便宜，骨子裏吃大虧；再者，若是食物暴露在餐檯上，每個人走過去一邊夾菜一邊談天，不知掉了多少口水飛沫在菜餚裏，極不衛生。

用餐是件愉悅的事，除了填飽肚子，健康和氣氛也很重要，下次到吃到飽的餐廳，可要慎重選擇食物的質和量，最好控制在七分飽，而且別急著喝下所有免費的飲料，此外，水果、甜品、蛋糕也不要囫圇吞棗，全部一古腦兒吃下肚，造成不舒服可是得不償失。

節制飲食的科學性

要吃得健康，量的控制很重要。事實上，古今中外的研究都證實，節制食量可以增進健康，貪食過量則會損害身體健康，其中，麥卡效應是本世紀最具說服力的實驗之一。

麥卡效應是美國營養學家麥卡所提出來的研究成果，他在兩組小白鼠身上做實驗，其中一組限制熱量攝取，但給予其它必需的營養素，另一組則自由進食。結果發現，自由進食的那組小白鼠在175天後骨骼就停止生長，兩年半之內全數死亡；反觀限食組的骨骼不但還在緩慢生長，存活期達3～4年，腫瘤發病率也比自由進食組低許多。

本世紀六○年代末，麥卡效應再度被提起，並受到普遍重視。人們認為，限制熱量攝取

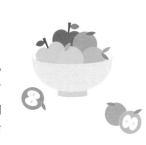

是讓體溫下降的最有效方法，甚至可降低2～3度，從而使免疫中樞器官——胸腺的定時紊亂得以延遲，並因此而延緩衰老的過程。近年來的研究也發現，飽腹時，體內營養積聚過多會造成細胞膜增厚，使血液和組織中吞噬細胞和淋巴細胞的敏感度降低，導致免疫力下降，加速衰老過程。此外，吃得過飽也會讓血液積存在胃、腸的時間過久，造成大腦缺血、缺氧而妨礙腦細胞的發育，使智商降低。

不只如此，實驗也證實，攝食過量，會誘發大腦中的酸性纖維芽細胞生長因子的蛋白質大量分泌，促使血管壁細胞和脂肪細胞增殖，管腔狹窄，供血能力減弱，導致腦動脈粥樣硬化。還有，酸性纖維芽細胞生長因子也是促使機體組織細胞衰退的惰性因子，它會讓大腦皮質的血氧量減少，腦神經細胞因缺血、缺氧而逐漸退化壞死，導致大腦早衰。因此，想要延緩大腦衰老，節制飲食是最好的方法。

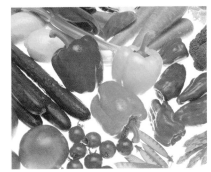

事實上，不只歐美研究證實，日本關東大學和九州大學醫學院的實驗調查也發現，有約30%～40%的老年癡呆症患者在年輕時多有食量偏多的問題。值得注意的是，目前尚無有效藥物能阻止這種損傷腦組織和功能的物質分泌，因此，只能靠適當減少食量來預防老化。

藥補不如食補

大多數的人習慣仰賴營養補充品增進體能，預防疾病。生活忙碌的人、偏食或體質衰弱者、慢性病人更是如此。有些營養食品的確可以減少癌症的罹患率，例如綜合維他命、鈣片、維他命E，特別是它們能使切除後的癌症腫瘤減少復發的機會，但是建議你攝取這些補充劑的天然來源，最好不要攝取有化學成分的藥丸。

芬蘭有一項著名的研究顯示，β胡蘿蔔素補充劑會提高肺癌的罹患率，也使冠狀動脈疾病死亡率上升。這個驚人的發現是研究人員徵求數千名愛抽菸的癌症高危險群，將他們分為

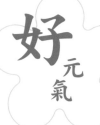

兩組，一組服用安慰劑，另一組服用β胡蘿蔔素。數年之後發現後者罹患肺癌的機率竟較前者高出17%，由此看來，還是乖乖吃水果蔬菜，從天然蔬果中攝取養分吧！

不吃蔬菜水果的人，罹患癌症的機率是蔬果攝取量高者的兩倍，雖然飲食並不是致癌的唯一因素（其他如基因、放射線、石綿、紫外線、空氣污染、氡氣、X光……），但卻是你可以自行選擇和控制的。信奉蔬果派的人，每日兩份水果、三份蔬菜，至少可以預防肺、喉、口腔、食道、胃、結腸、直腸、膀胱、胰臟、子宮頸及卵巢等十一種癌症。蔬果的重要成分在於抗氧化劑和葉酸，它可以抵消氧化的自由基對染色體內的DNA所造成的破壞，亦可防止老化。蔬果中抗氧化劑含量遙遙領先者要屬藍莓了，藍莓中含有花色醣苷，據說可以抗癌；黃豆含有染料木黃酮，能防止人體製造癌細胞生長所需的蛋白質，此外，黃豆富含植物雌激素，使更年期症狀降低，乳癌及心臟病的罹患率也較低。

為了使你方便攝取天然的營養，這裏特別整理了一份珍貴的健康均衡表，讓你對各種營養素的攝取來源一目了然。能從天然的食材中攝取是最好的，如若不能，最好以天然的藥丸取代，聊勝於無吧！

●●●●健康營養均衡表

營養素項目	功效	食物攝取來源	建議用量
維他命A	◆維持上皮及黏膜細胞的完整，防止上皮組織病變。 ◆參與捕捉破壞細胞的自由基。預防皮膚角化粗糙。 ◆預防乾眼症、角膜病變。 ◆預防兒童支氣管炎。	β胡蘿蔔素、魚肝油、肝臟、蛋黃、奶類、起士、深綠色及深黃色的蔬菜水果（如菠菜、南瓜和木瓜）。	5000～10000 IU/day
維他命B群	◆維持細胞正常的新陳代謝與生長分裂，提供能量。 ◆安定神經，有助於預防感染，修補細胞。	肉類、肝臟、魚類、奶類、全穀類、蛋類、酵母、花生、麥芽、莢豆類、魚類、瘦肉、乾豆類、綠色蔬菜。	50～100mg/day

營養素項目	功效	食物攝取來源	建議用量
維他命C 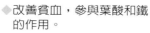	◆促進人體組織中膠原的形成。 ◆改善貧血，參與葉酸和鐵的作用。 ◆降低血液中的膽固醇。 ◆增強傳染病的抵抗力，提高白血球對細菌的吞噬能力。 ◆防止癌細胞增殖和轉移。 ◆提高智商。	辣椒、芹菜、芥菜、甘藍類和綠色蔬菜、草莓、棗子、柑橘、檸檬、柚、奇異果等水果。 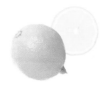	500mg/day
維他命D	◆觸發巨噬細胞。 ◆增強巨噬細胞吞噬功能。	魚肝油、鮪魚、沙丁魚、鮭魚等魚類，肝臟、蛋黃、奶油、全脂奶及乳類製品。	400IU/day
維他命E	◆增強防衛系統。 ◆清除自由基。 ◆保護細胞膜完整。	玉米、葵花子、油菜籽、馬鈴薯、黃豆等豆類，植物油、小麥胚芽、米糠油、綠色蔬菜、蛋黃、堅果類、穀類。 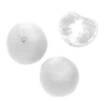	400IU/day
維生素k	◆長期服用抗生素者，因抗生素可殺傷腸內有益菌而減少維生素k的合成，更須補充維生素k。	蛋黃、肝臟、深色蔬菜、甘藍菜、綠茶、菠菜、綠花菜、萵苣、高麗菜、白菜和番茄等。	100mcg/day
鐵	◆血紅蛋白的組成主體之一，缺鐵會損害免疫能力，造成貧血。 血紅素僅減少10%，T淋巴細胞即明顯減少，且降低分裂原或抗原的增殖反應，免疫力下降。	蛋、肝臟、紅肉、豬血、蘋果、香蕉、梨、紅菜、菠菜、紫菜、全穀類、乾果類、綠色蔬菜等。	18mg/day

營養素項目		功效	食物攝取來源	建議用量
微量元素	銅	◆增強中性白血球的吞噬功能。 ◆缺乏會抑制單核吞噬細胞系統，增加疾病的感染性。	內臟、蝦貝類、豆類、酪梨、杏仁果、棗果等。	3mg/day
	鋅	◆製造淋巴球所需酵素。 ◆增強免疫反應。	小米、玉米、高粱、白菜、蘿蔔、扁豆、馬鈴薯、南瓜及麥類、肝、蛤、牡蠣、魚貝類、肉類等。	50～80mg/day
	硒	◆增強免疫防禦能力。 ◆增加免疫球蛋白。	巴西核果、啤酒酵母、乳製品、雞肉、肝、糖蜜、鮭魚、鮪魚、海鮮、小麥胚芽、胚芽糙米、大蒜、洋蔥、綠椰菜、胡蘿蔔、鴻喜菇、蔬菜等。	200mcg/day
	鍺	◆刺激淋巴細胞增生，活化巨噬細胞。 ◆清除自由基。	靈芝、大蒜、番茄、薏仁、蘆薈等。	60mg/day
	錳	◆刺激免疫器官的細胞增生。 ◆提高淋巴細胞的增殖能力。	酪梨、藍莓、蘋果、梨、葡萄、堅仁果、綠葉蔬菜、豆科植物等。	2mg/day
	鈣 磷 鎂	◆骨骼、牙齒的主要成分，缺乏易造成佝僂病。 ◆維持細胞正常生理狀態，使神經順利傳導。 ◆維持血壓正常。	奶類、豆類，如：黃豆、扁豆、豌豆，葉綠素，如：油菜、芥菜、小白菜、芹菜、茴香。	
	磷 硫	◆構成蛋白質的重要成分。	肉類、奶類、米、麵、乾果核類。	
	碘	◆甲狀腺素重要物質，缺乏易造成甲狀腺腫大。	海帶、紫菜、裙帶菜、髮菜。	
	鉀	◆調節心臟活動。 ◆維持正常血壓。	豌豆、毛豆、青豆、馬鈴薯。	

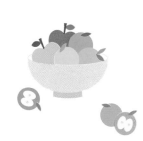

營養素項目		功效	食物攝取來源	建議用量
抗氧化劑	兒茶素	◆抑制病原菌生長，可預防感冒，有助於腸道內益菌生長。	綠茶、香片、烏龍茶。	
	茄紅素	◆保護淋巴球的DNA，避免淋巴球受到傷害。	番茄、西瓜、粉紅色葡萄柚。	30mg/day
	葡萄子	◆維持細胞膜的穩定。 ◆維護免疫細胞正常的運作 ◆原花青素可強化細胞膜，抑制組織胺釋放。	葡萄。	
大蒜精		◆殺菌，抗微生物，降血脂，抗腫瘤。	大蒜、洋蔥類食物。	800～1200 mg/day
葉綠素		◆促進免疫細胞的吞噬能力。	綠藻、藍藻、綠色飲料（如：大小麥苗汁等）。	
有益菌		◆刺激脾臟淋巴囊分泌 B 細胞，增加腸道黏膜的防衛能力。 ◆促進周邊血管淋巴球產生大量之R-干擾素，並促進自然殺手細胞之活性。 ◆預防過敏或減輕過敏的症狀。	優酪乳、機能性飲料。	30～60 億個/day
食用菌類		◆含豐富蛋白質、氨基酸、維生素、礦物質。 ◆清肺益氣，降壓活血，健腦強心。 ◆蛋白質、氨基酸、維生素 ◆蛋白質、維生素、含氮浸出物，可加強肝、腎營養。	黑木耳、白木耳。 香菇、竹笙、髮菜。 蘑菇。	800～1200 mg/day

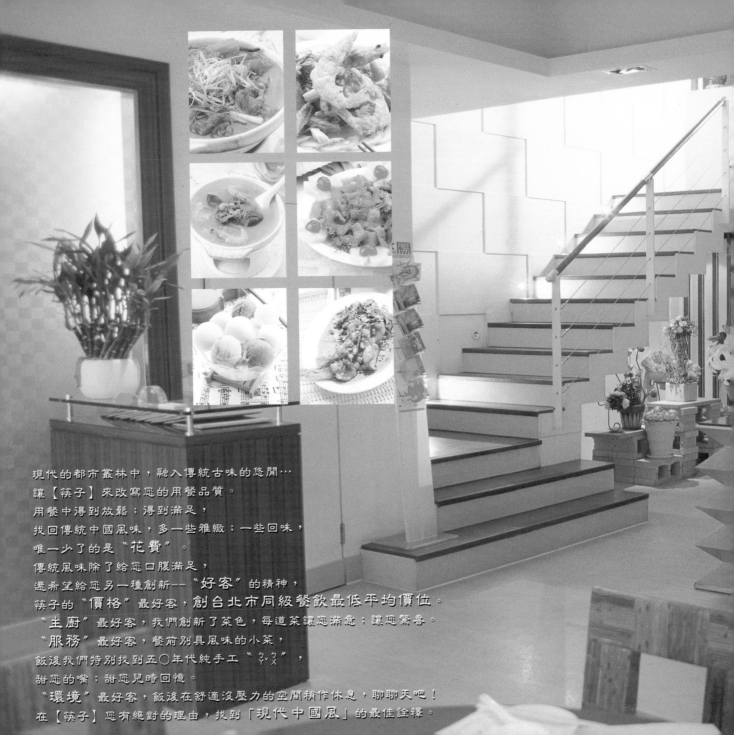

現代的都市叢林中，融入傳統古味的悠閒…
讓【筷子】來改寫您的用餐品質。
用餐中得到放鬆；得到滿足，
找回傳統中國風味，多一些雅緻；一些回味，
唯一少了的是〝花費〞。
傳統風味除了給您口腹滿足，
還希望給您另一種創新--〝好客〞的精神，
筷子的〝價格〞最好客，創台北市同級餐飲最低平均價位。
〝主廚〞最好客，我們創新了菜色，每道菜讓您滿意；讓您驚喜。
〝服務〞最好客，餐前別具風味的小菜，
飯後我們特別找到五〇年代純手工〝ㄅㄨˋ〞，
甜您的嘴；甜您兒時回憶。
〝環境〞最好客，飯後在舒適沒壓力的空間稍作休息，聊聊天吧！
在【筷子】您有絕對的理由，找到「現代中國風」的最佳詮釋。

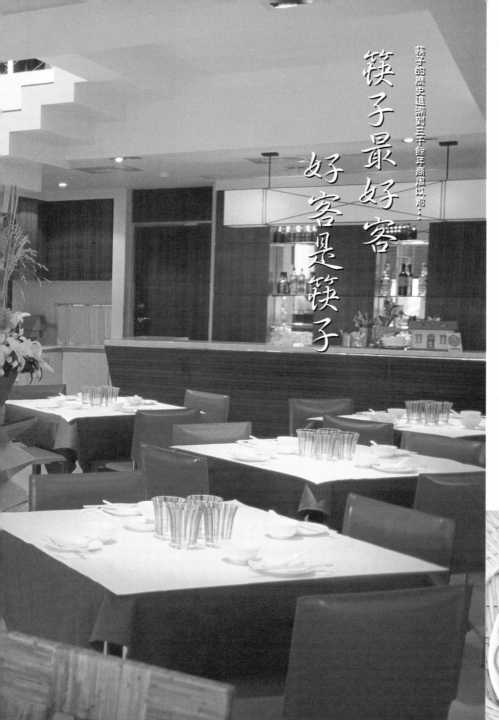

筷子的歷史追溯到三千餘年商周以前⋯

筷子最好客
好客是筷子

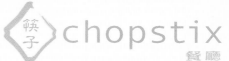

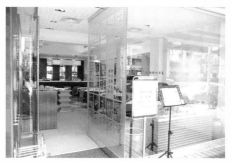

江浙風味名菜

◎營業時間◎
11:50~15:00/17:40~22:30
星期五、六：營業至23:00

台北市復興南路一段20號
tel:02-2776-5859 fax:02-2777-2068

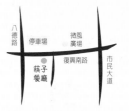

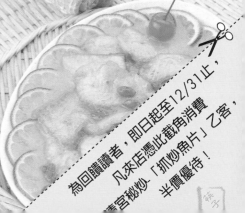

多樣化...

免費運動玩不完，
運動也可以來洗三溫暖哦！！！

多元的各項專業設施，多功能有氧課程、飛輪、壁球
蒸氣烤箱、三溫暖、SPA保養、泳池、水療、
健康餐飲吧一應俱全，
在亞力山大，變美麗變健康變流行，
愛玩什麼就玩什麼！

大型化...

超大空間超炫設計，
你可別像劉佬佬逛大觀園！

25,000坪的運動空間，
擁有百台以上的專業原裝運動設施、
每週超過千堂的有氧團體課程、200堂飛輪有氧課程
25公尺長星光溫水游泳池，
逛也逛不完！

亞力山大精采出擊

Alexander Health Club

千萬別錯過

聲光有氧團體教室　　多樣專業運動設施　　水療池　　　　上海亞力山大會館　　健康餐飲吧

主題化...

隨著心情自由搭配運動空間，
別走錯囉！

強調時尚流行的世貿分部、
巴里島風情的中山能量館、
東方情韻的上海新天地分部，還有更多更多，
想到哪裡就到哪裡，
今天你的心情在哪裡？

國際化...

運動無國界，
邀你領先搭上全球化熱潮！

連續三年榮獲亞洲最佳俱樂部殊榮，加入亞力山大
更能讓您輕鬆悠游在IHRSA全球7000家高品質的
健康俱樂部，**舞動精采人生**，而上海亞力山大，
融合東西文化，更創造了全新的國際時尚風潮。

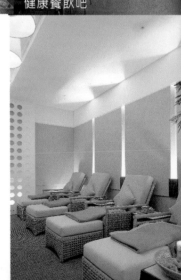

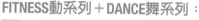
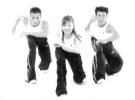
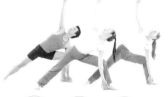
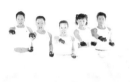

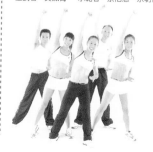
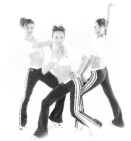

國家圖書館出版品預行編目資料

開運養生好元氣／雨揚居士著. — 初版. —
　　臺北市：臉譜出版：城邦文化發行, 2003
　　〔民92〕
　　　　面；公分. — （雨揚開運系列；FE0002）

　　ISBN　986-7896-46-7（平裝）

　　1.健康法　2.命書

411.1　　　　　　　　　　　　　92011341

雨揚開運系列 FE0002　◎ **開運養生好元氣** ◎

作　　　者 ◆ 雨揚居士
責任編輯 ◆ 鄭立俐
製作協力 ◆ 許璧玉
行銷企劃 ◆ 郭其彬・林芳吟
插　　圖 ◆ 3Q
美術設計 ◆ 不倒翁視覺創意工作室

發 行 人 ◆ 蘇拾平

出　　版 ◆ 臉譜出版

發　　行 ◆ 城邦文化事業股份有限公司
　　　　　　台北市愛國東路100號
　　　　　　電話：（02）2396-5698　　　傳真：（02）2357-0954
　　　　　　網址：www.cite.com.tw　　　E-mail：service@cite.com.tw
　　　　　　郵撥帳號：1896600-4　城邦文化事業股份有限公司

香港發行所 ◆ 城邦（香港）出版集團有限公司
　　　　　　香港北角英皇道310號雲華大廈4字樓504室
　　　　　　電話：25086231　　　傳真：25789337
　　　　　　E-mail：citehk@hknet.com

馬新發行所 ◆ 城邦（馬新）出版集團
　　　　　　Cité(M) Sdn. Bhd. (458372 U)
　　　　　　11, Jalan 30D/146, Desa Tasik, Sungai Besi,
　　　　　　57000 Kuala Lumpur, Malaysia
　　　　　　電話：603-90563833　　　傳真：603-90562833
　　　　　　E-mail：citekl@cite.com.tw

◆ 初版一刷　2003年8月1日

◆ ISBN　986-7896-46-7
　　售價／268元